U0121625

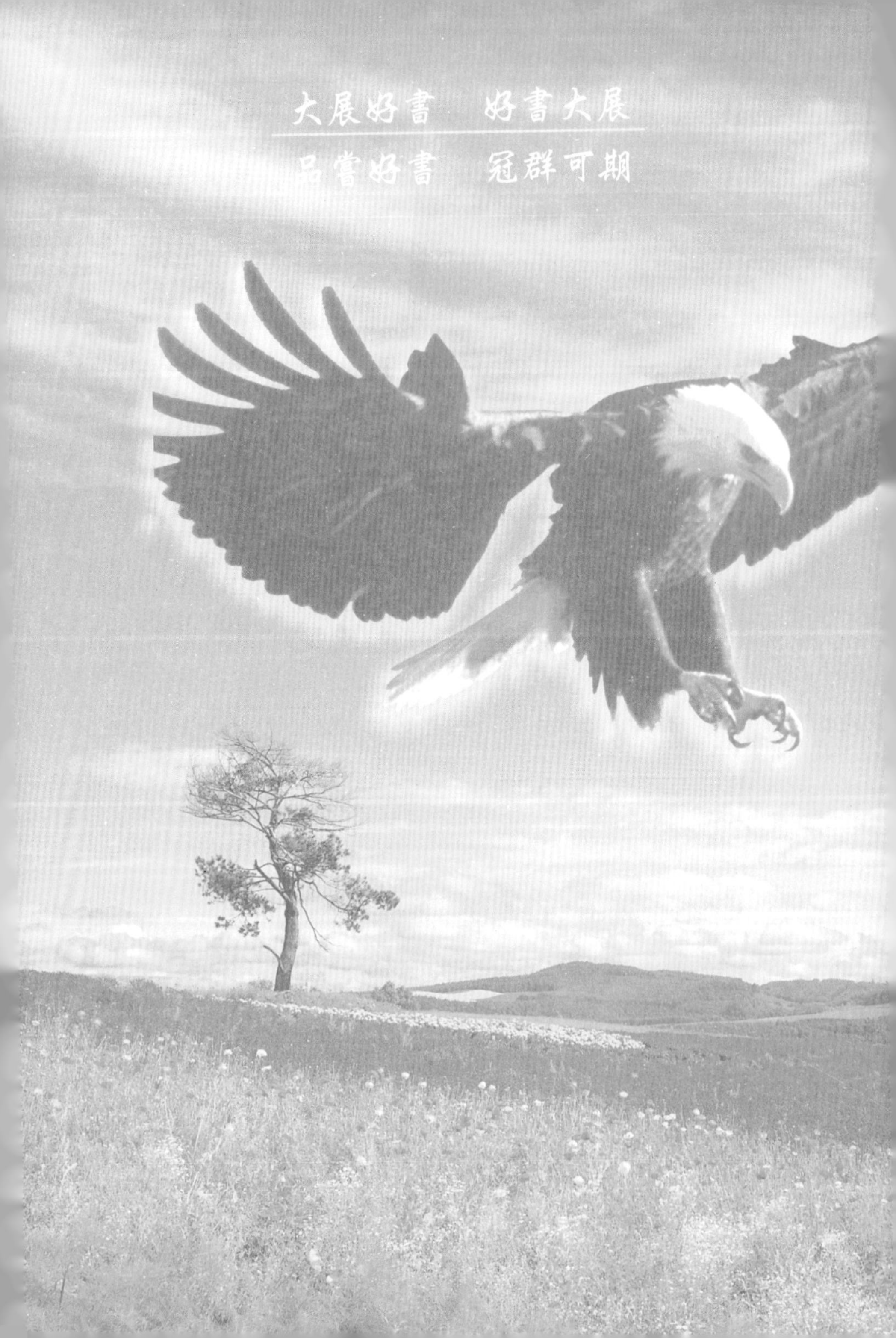

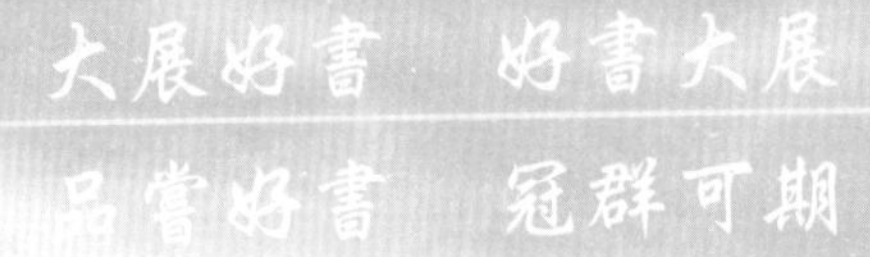
大展好書　好書大展
品嘗好書　冠群可期

大展好書　好書大展
品嘗好書　冠群可期

名醫與您 ②

知名專家細說

糖尿病

杭建梅 編著

品冠文化出版社

國家圖書館出版品預行編目資料

知名專家細說 糖尿病／杭建梅編著
——初版，——臺北市，品冠文化，2011〔民100.07〕
面；21公分，——（名醫與您；2）
ISBN 978-957-468-819-7（平裝）
1.糖尿病
415.668 100008466

知名專家細說 糖尿病

編　　著／杭 建 梅
責任編輯／吳 萍 芝
發 行 人／蔡 孟 甫
出 版 者／品冠文化出版社
社　　址／台北市北投區（石牌）致遠一路2段12巷1號
電　　話／(02) 28233123・28236031・28236033
傳　　真／(02) 28272069
郵政劃撥／19346241
網　　址／www.dah-jaan.com.tw
E-mail／service@dah-jaan.com.tw
登 記 證／北市建一字第227242號
承 印 者／傳興印刷有限公司
裝　　訂／建鑫裝訂有限公司
排 版 者／千兵企業有限公司
授 權 者／安徽科學技術出版社
初版1刷／2011年（民100年）7月

售　價／220元

糖尿病
——悄然襲來的「甜蜜殺手」

目前全球有2.46億患者正遭受著糖尿病的侵襲，其中40～59歲的中老年人占46%，而糖尿病患病人群有向年輕人肆虐蔓延的趨勢。國際糖尿病組織在該組織的權威雜誌上公佈的資料顯示，未來20年內如果不採取有效的防治控制措施，全世界罹患糖尿病的總人數將突破3.8億。糖尿病正快速發展成為21世紀危害人們健康的「瘟疫」，它正偷偷向人們襲來。

中國糖尿病患病率的增長速度非常快，已達4%～6%。目前中國有糖尿病患者4000多萬，以目前的增長趨勢，預計到2025年，中國的糖尿病患者將達到6000萬。隨著中國經濟繼續較其他國家更快的發展和更快的都市化，這個預計都有可能低估了。

糖尿病嚴重危害人類的健康，成為繼癌症和心腦血管疾病後威脅人類生命的「第三殺手」。因糖尿病而引發的冠心病、腎病、腦中風等併發症長期困擾著廣大患者，給他們帶來了極大的痛苦，45歲之後的中老年人患糖尿病的概率尤其高。由於糖尿病以高血糖為特徵，發病隱匿，往往在不知不覺中發生，而且對身體危害很大，所以稱它為悄然襲來的「甜蜜殺手」。

面對肆虐猖獗的糖尿病，我們應保持清醒的認識。即使患了糖尿病也不要害怕，只要樹立健康的飲食觀念，合理安排自己的生活方式，糾正不良的生活習慣，學會一些糖尿病自我防控知識，糖尿病是完全可以預防和控制的。

為了讓患者及其家屬瞭解一些糖尿病基礎知識，配合醫生一起來戰勝糖尿病，特編寫此書。我們一起努力，糖尿病患者就一定能戰勝病魔，遠離糖尿病的危害，健康快樂地生活下去。

註：台灣2009年主要死因排名

排名	死　　因	平均多久死1人
1	癌症	13分10秒
2	心臟疾病	34分49秒
3	腦血管疾病	50分37秒
4	肺炎	1時 2分53秒
5	糖尿病	1時 2分52秒
6	事故傷害	1時11分26秒
7	慢性下呼吸道疾病	1時46分 4秒
8	慢性肝病及肝硬化	1時46分52秒
9	蓄意自我傷害（自殺）	2時 9分22秒
10	腎炎、腎病症候群及腎病變	2時11分26秒

目錄

第3章 糖尿病及其併發症的科學治療 ………57

目錄

第8章　中醫調養，健康隨行 ………………… 225

第1章 糖尿病基礎知識面面觀

目前我國糖尿病患病率增長的速度非常快，為4%～6%，僅次於印度，居世界第二位。糖尿病是一種常見的、終身性的內分泌代謝系統疾病，它本身並不可怕，可怕的是由此而導致的各種併發症，嚴重危害患者的身心健康。只有瞭解糖尿病的基礎知識，才能更好地防治糖尿病，減輕患者的痛苦。

健康測試

你是不是已經患了糖尿病？

糖尿病是一種以血糖升高及全身代謝紊亂為特徵的疾病，是威脅人類健康的三大病症之一，僅次於癌症和心腦血管疾病，也是早發冠心病、腦梗塞、腎衰竭和白內障乃至失明的重要原因之一。那麼，怎樣才能知道自己是否患了糖尿病呢？

早期糖尿病一般表現為下列症狀，你可以根據自己的身體狀況對比一下：

(1) 尿頻；
(2) 易餓，易渴；
(3) 肥胖；
(4) 不明原因的體重減輕；
(5) 視力突然發生變化，如視線不清；
(6) 手腳麻木；
(7) 傷口不易癒合；
(8) 皮膚、口腔或膀胱經常發炎；
(9) 疲倦或是有「精力耗盡」的感覺；
(10) 呼吸急促；
(11) 皮膚乾燥、發癢；
(12) 頭痛；
(13) 高血壓；
(14) 情緒波動大，煩躁不安或抑鬱。

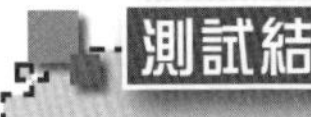

測試結果：

如果你出現上述症狀中的兩項或兩項以上，最好去醫院檢查一下，做到早發現、早治療。

什麼是糖尿病？

糖尿病是一種什麼病呢？顧名思義，糖尿病是一種尿中含有糖分的疾病。尿中為什麼會有糖分呢？這還得從人體機體的糖代謝說起。

人體機體的一切生理活動，都需要從各種食物中攝取營養，而葡萄糖則是參與人體生理活動最重要的營養物質，也是供應人體能量最基本的物質。當我們攝取食物後，食物中的碳水化合物在腸道中經過消化，轉變成為葡萄糖，隨後葡萄糖在小腸內被吸收進入血液。

此外，在人體的機體中有一個被稱為「胰腺」的內分泌腺體，它可以分泌產生一種叫做「胰島素」的物質，這種物質對人體是非常重要的。胰島素可以幫助血液中的葡萄糖進入到人體的各種細胞裏，在細胞中，胰島素又可以促進葡萄糖進行能量的儲備，或者促進葡萄糖進行代謝以釋放出能量，供人體所需。

如果人體胰島素水平過低，或者胰島素不能發揮其生物作用，將會導致血液中的葡萄糖無法被人體利用，使得葡萄糖在血液中蓄積，導致血液中葡萄糖水平升高，產生「高血糖」這一情況；而高血糖則會進一步引起口渴、多尿、視力下降、易疲勞以及其他症狀。

健康殺手——糖尿病

糖尿病是一種古老而又時興的疾病，隨著人們生活水準的不斷提高，患糖尿病的人越來越多，而且多發於中老年人，糖尿病已逐漸成為中老年人的健康隱患。

許多糖尿病患者面色紅潤，看著和健康人沒什麼不同。事實真是這樣嗎？其實，糖尿病本身並不危及生命，但由於患者的血糖升高，蛋白質分解增加，機體抵抗力降低，很容易引起病菌感染，嚴重者可因感染或其他併發症而誘發急性代謝紊亂，引起酮症酸中毒或非酮症高滲性昏迷。因此，有些患者表面看起來很健康，其實其機體處處潛伏著危機。

由糖尿病派生出來的疾病有很多，醫學上稱它們為糖尿病併發症，這些併發症可致死、致殘，因此，糖尿病又稱「健康殺手」。

1. 糖尿病可併發血管病變

血管病變是糖尿病的常見併發症，常波及主動脈、冠狀動脈、大腦動脈、腎動脈、足背動脈等中大型血管，引起動脈粥樣硬化，因而併發高血壓、冠心病、腦血管栓塞、下肢壞疽；對小動脈、微血管而言，也產生增生、變性作用，進一步損傷許多組織，最常見的如腎小球硬化症、糖尿病性心肌病變、視網膜病變等，會造成腎功能不全、尿毒症、心臟衰竭、眼睛失明等。

2. 糖尿病可引起神經變性

因受糖分代謝障礙及供血不足影響，糖尿病會使神經能量供應不足。最常見的是糖尿病性多發性神經炎，若為知覺神經變性，患者會產生「手部戴手套，腳上穿襪子」的錯覺；若為自主神經變性，則會發生便秘、腹瀉、尿失禁、陽痿、盜汗、瞳孔變化等各種各樣的功能障礙。

3. 糖尿病可引起視力變化

糖尿病易誘發白內障，尤其是視網膜病變，甚至會導致眼底出血、失明等。

4. 糖尿病可降低免疫力

糖尿病可使身體免疫力降低。因為血液中糖分高，對侵入的細菌來說，營養好，容易生長；對自衛的白細胞來說，活動環境不利，吞噬能力受到抑制，使得患者抵抗力差、易感染。

5. 糖尿病會引起爛腳

不少糖尿病患者因為下肢遠端血管和神經病變，血液循環不暢，加上神經功能障礙，一旦皮膚出現破潰，不易癒合，形成老爛腳，即壞疽，最後不得不截肢。外科截肢的患者主要是糖尿病患者。

6. 糖尿病可引發多種感染

因糖尿病而引發的感染有很多，無論是細菌、病毒，還是真菌、原蟲等，從裏到外、從頭到腳，都無孔不入。

因此，一旦患上糖尿病，一定要特別小心，保護好自己的身體。

專 家 提 示

年過40歲的中老年人每年都應檢查一次血糖和尿糖，這有助於發現早期糖尿病。一些有糖尿病家族史或妊娠糖尿病史的人，以及肥胖的、懷疑有糖尿病的人也應定期進行血糖和尿糖檢查。

糖尿病「偏愛」的高危人群

醫學上將易患糖尿病的人稱為糖尿病高危人群，高危人群比普通人患糖尿病的概率要高很多。那麼，糖尿病「偏愛」的高危人群有哪幾類呢？

1. 肥胖或有肥胖史者

肥胖是糖尿病的誘發因素之一，如果發現自己比以前胖了很多，應注意檢查血糖。肥胖者由於攝食過多造成血糖升高，刺激胰島素分泌，細胞負荷過重，加上脂肪細胞抵抗胰島素，所以容易患糖尿病。

2. 有糖尿病家族史者

糖尿病的發病除後天原因外，與遺傳因素也有關，如果家族中有糖尿病患者，應加強血糖監測。

3. 45歲以上者

糖尿病的發生率與年齡也有很大關係。45歲以上人群是糖尿病的高危人群，應開始做糖尿病篩查，每年至少篩查一次。

4. 輕度血糖升高者

輕度血糖升高的人是最危險的人。所謂輕度血糖升高就是空腹血糖超過100毫克/分升，或者吃飯2小時內血糖達到200毫克/分升，這樣的人易患糖尿病，因為他們可能已經是糖尿病早期人群。

5. 精神壓力大、心理負擔重者

糖尿病的發生與人的情緒也有很大的關係，心情愉快的人不易患糖尿病。

6. 具有不良飲食、作息習慣者

生活不規律，常食細糧、高糖、高脂肪、高澱粉、高蛋白、高鹽；飲食不均衡、暴飲暴食、勞逸無度、嗜好菸酒的人也易患糖尿病。

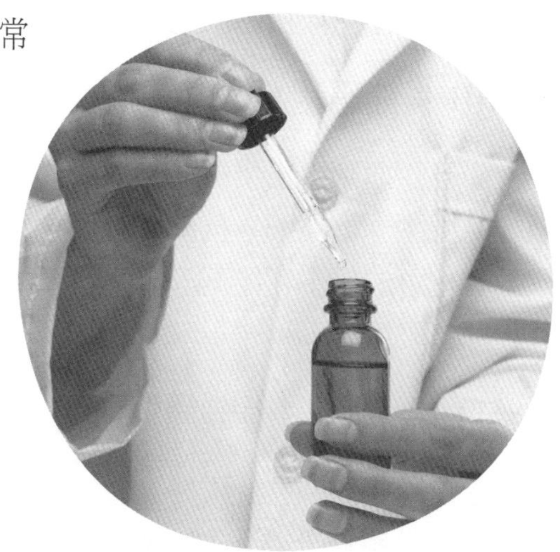

7. 患有高血壓、高血脂、高黏滯血、心腦血管病者

如果自己患有這幾種疾病，最好經常檢測血糖，因為這些病常和糖尿病相伴。

8. 孕　婦

懷孕的女性也是糖尿病的高危人群。那些分娩過巨大胎兒的母親，或多次流產、早產、羊水過多、死胎、產過畸形兒的女性也易患糖尿病。

9. 易受病毒感染者

如果你經常感冒且難以治癒，免疫能力下降，那麼，你患糖尿病的概率要比其他人高。

患過肝炎、肝硬化、胰腺炎、結核病、疱疹、水痘、胃腸道疾病、心肌炎、風疹病、腮腺炎、腦炎、皮膚病、腎炎、角膜炎、功能性亢進的內分泌疾病、肢端肥大等疾病的人也是患糖尿病的高危人群。

10 長期應用化學藥物者

那些長期應用化學藥物的人，如經常使用皮質醇激素類、減肥藥、增高藥、抗菌藥、避孕藥、地塞米松、潑尼松、氫化可的松、利尿劑等化學藥品的人也是糖尿病的高危人群。

11. 經常注射葡萄糖史者

這類人群也易患糖尿病。

如果你屬於上述人群中的一類，最好定期做血糖檢

測，防範於未然。

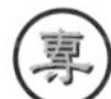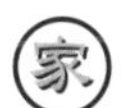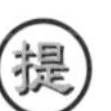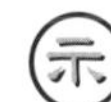

血糖檢測對於判斷人體的糖代謝情況及其與糖代謝紊亂相關疾病的診斷意義重大。體檢時常用的血糖檢測指標有空腹血糖、餐後血糖、糖化血紅蛋白等。空腹血糖檢測時間很重要，一般檢測早晨6～7點空腹時血液中葡萄糖的含量。

中老年人易患糖尿病的原因

研究發現，中老年人較青年人更易患糖尿病。隨年齡增長患糖尿病者會明顯增多，尤其是50歲以後，患病率急速上升，因此糖尿病是中老年人的常見病和多發病。

中老年人為什麼更易患糖尿病呢？其主要原因有如下幾種：

1. 運動減少

隨著年齡的增長，中老年人運動減少，體內作為貯存糖原的肌肉組織減少，而脂肪組織卻傾向於增多，可致糖耐量降低。

2. 胰島素分泌減少

隨著年齡的增加，胰腺的組織和功能會有不同程度的退化，如果患者為糖尿病易感，那麼這種退化就更易致病。有些老年人胰島素受體數目減少，以致對胰島素不敏感，糖耐量趨向降低。

研究發現，老年人胰島素受體數目明顯少於中青年。另外還發現用藥物刺激胰島（如甲磺丁藥），老年人的胰島素釋放明顯遲鈍。

3. 心理及應激因素

中外學者研究表明，精神因素在糖尿病的發生和發展中起一定作用。精神的緊張、情緒的激動及各種應激狀態會引起血糖激素的大量分泌，如生長激素、去甲腎上腺素、胰高糖素及腎上腺皮質激素等。中老年人如果長期處於緊張中，也會引發糖尿病。

如果糖尿病患者所承受的精神壓力一直居高不下，未獲得緩解，其病情會進一步惡化。

糖尿病患者的典型症狀及不明顯症狀

糖尿病患者典型的症狀為「三多一少」，即多尿、多飲、多食及消瘦。

1. 多　尿

將多尿放在「三多」之首，是因為多尿在「三多」中最為常見，大約2/3的糖尿病患者都有多尿的狀況。患者尿量增多，每晝夜尿量達3000～5000毫升，最高可達10000毫升以上。排尿次數也增多，1～2個小時就要小便1次，有的患者甚至每晝夜可達30餘次。

糖尿病患者血糖濃度增高，在體內不能被充分利用，特別是被腎小球濾出而不能完全被腎小管重吸收，以致形成滲透性利尿，出現多尿。血糖越高，排出的尿糖越多，尿量也越多。

2. 多　飲

多尿和多飲是因果關係。糖尿病患者由於體內水分丟失過多，發生細胞內脫水，刺激口渴中樞，出現煩渴多飲，飲水量和飲水次數都增多，以此補充水分。排尿越多，飲水也越多，形成正比關係。

3. 多　食

由於尿中失糖過多，如每日失糖500克以上，身體不能很好地利用糖分，機體處於半饑餓狀態，致使能量缺乏引起食慾亢進，食量增加，血糖上升；同時又因高血糖刺激胰島素分泌，尿糖亦增多，從而形成惡性循環。

糖尿病患者總有吃不飽的感覺，有的甚至每天吃五六頓飯，主食達1～1.5千克，副食也比正常人明顯增多，但還不能滿足食慾。

4. 消　瘦

由於胰島素不足，機體不能充分利用葡萄糖，使脂肪和蛋白質分解加速來補充能量和熱量。其結果使體內的碳水化合物、脂肪及蛋白質被大量消耗，再加上水分的丟失，糖尿病患者體重減輕，形體消瘦，嚴重者體重可下降數公斤，以致疲乏無力，精神不振。同樣，病程時間越長，血糖越高；病情越重，消瘦也就越明顯。

除上述典型的「三多一少」症狀外，糖尿病患者還有下面這幾種不明顯症狀：

1. 疲乏無力

這是由於血糖不能進入細胞，細胞缺乏能量所致。據報告，2/3的糖尿病患者有無力的症狀，甚至超過消瘦的人數。

2. 易發生感染

由於糖尿病會影響人體的免疫功能，以致人體的抵抗力降低，更容易出現皮膚疖腫和呼吸、泌尿系統的各種炎症，且治療困難。

3. 皮膚感覺異常

感覺神經障礙導致四肢末梢部位皮膚感覺異常，如蟻走感、麻木、針刺感、瘙癢，女性外陰瘙癢可為首發症狀。

4. 視力障礙

糖尿病可引起眼睛各個部位的併發症，以致出現視力減退、黑矇、失明等。

5. 性功能障礙

由糖尿病引起的血管、神經系統病變以及心理障礙等，可誘發男性陽痿、女性性冷淡等性功能障礙。

6. 代謝綜合徵

2型糖尿病存在胰島素抵抗、高胰島素血症的情況，容易先後出現高血壓病、高血脂症、肥胖病、冠心病、血液高黏稠度等，這些雖不屬於糖尿病本身症狀，但常和糖尿病相伴。所以，出現這些情況時，應注意檢測血糖是否升高。

由於糖尿病患者的病情輕重或發病方式不同，並不是每個患者都具有這些症狀。當患者身體出現不適時，要及時去醫院就醫，不能疏忽大意。

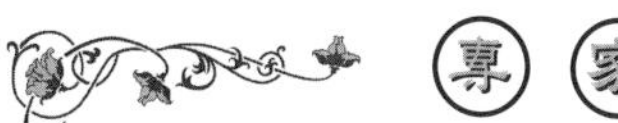

專家提示

如果你在餐前總是有強烈的饑餓感，若不立即吃點食物的話，就會渾身冒冷汗，心慌難忍，有時甚至在下班路上就餓得心慌，必須在街上買點吃的才行。這時，你千萬不能掉以輕心，一定要去醫院檢查，從細節處發現有無糖尿病。

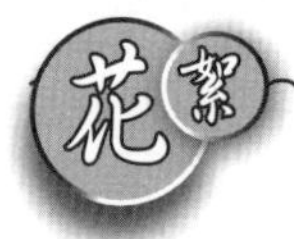

糖尿病患者為什麼會皮膚搔癢？

皮膚搔癢是患糖尿病的信號之一，糖尿病患者為何會出現皮膚搔癢呢？醫學專家指出，糖尿病患者皮膚經常搔癢是因為其周圍神經末梢易發炎，致使手足感覺異常，皮膚搔癢；糖尿病患者的微血管循環較差，其局部細胞的功能也會變差；另外血液中糖分較高，真菌易生長入侵而感染皮膚；此外，糖尿病患者汗液分泌會減少，導致皮膚過度乾燥而搔癢。

糖尿病類型有多少？

按照世界衛生組織（WHO）和國際糖尿病聯盟（IDF）的規定，根據病因和臨床表現的不同，糖尿病主要可分為以下4種類型。

1. 1型糖尿病

又叫胰島素依賴型糖尿病，可以發生在任何年齡，一般多發生於兒童和青少年，1型糖尿病的確切病因至今仍不清楚。患者起病比較急劇，體內胰島素絕對不足，容易發生酮症酸中毒，必須用胰島素治療才能獲得滿意療效，否則將危及生命。

2. 2型糖尿病

又稱為非胰島素依賴型糖尿病，多發生於成年人。起病比較緩慢和隱蔽，不容易發生酮症酸中毒，也不一定要用胰島素治療。此類患者占我國糖尿病患者總數的95%以上，目前糖尿病患者總數的急劇增加，主要是此類型患者迅速增多的結果。

3. 妊娠糖尿病

妊娠糖尿病是指女性懷孕期間發生或者發現的糖尿病，是源於細胞的胰島素抵抗，不過其胰島素抵抗是由於妊娠期婦女分泌的激素所導致的。

妊娠期糖尿病通常在分娩後自癒。

4. 其他特殊類型糖尿病

除了1型糖尿病、2 型糖尿病和妊娠糖尿病以外的各種糖尿病，包括胰腺疾病造成的糖尿病、內分泌疾病引起的糖尿病、各種遺傳疾病伴發的糖尿病以及藥物導致的糖尿病等。該類型糖尿病種類繁多，但患病人數遠不及2 型糖尿病。

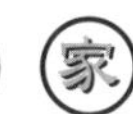
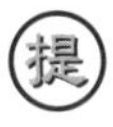
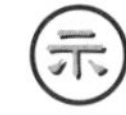

專家提示

糖尿病是有遺傳性的，但遺傳的不是糖尿病本身，而是糖尿病的易感性。與1型糖尿病相比，2型糖尿病的遺傳傾向更加明顯。

糖尿病的病因及誘發因素

到目前為止，糖尿病的病因還沒有完全弄清楚，只是找到了一些相關的發病因素。引起糖尿病的病因非常複雜，但可以總結為是由人體內胰島素絕對（相對）缺乏或胰島素抵抗而引起的。

在β細胞產生胰島素、血液循環系統運送胰島素以及靶細胞接受胰島素並發揮生理作用這三個步驟中，如果有任何一個步驟發生問題，均可引起糖尿病。

1. 胰島β細胞水平

由於胰島素基因突變，β細胞合成變異胰島素，或β細胞合成的胰島素原結構發生變化，不能被蛋白酶水解，均可導致2型糖尿病的發生。而如果β細胞遭到自身免疫反應或化學物質的破壞，細胞數量顯著減少，合成胰島素很少或根本不能合成胰島素，則會出現1型糖尿病。

2. 血液運送水平

血液中抗胰島素的物質增加可引起糖尿病。這些對抗性物質可以是胰島素受體抗體，受體與其結合後，不能再與胰島素結合，因而胰島素不能發揮生理性作用。激素類物質也可對抗胰島素的作用，如兒茶酚胺。氫化可的松在血液中的濃度異常升高時，可致血糖升高。

3. 靶細胞水平

受體數量減少或受體與胰島素親和力降低以及受體的

缺陷，均可引起胰島素抵抗、代償性高胰島素血症，最終使β細胞逐漸衰竭，血漿胰島素水平下降。胰島素抵抗在2型糖尿病的發病機制中佔有重要地位。

瞭解了糖尿病的病因，我們還應瞭解能誘發糖尿病的因素。研究表明糖尿病的誘發因素主要有：感染、肥胖、體力活動的減少、妊娠和環境因素等。

1. 感　染

感染是糖尿病發病的主要誘因之一，病毒感染是1型糖尿病的主要誘發因素。在動物研究中發現，許多病毒可引起胰島炎而致病，包括腦炎病毒、心肌炎病毒、柯薩奇B4病毒等。

病毒感染可引起胰島炎，導致胰島素分泌不足而誘發糖尿病。另外，病毒感染後還可使潛伏的糖尿病加重而成為顯性糖尿病。

2. 肥　胖

肥胖是誘發糖尿病的另一主要因素。肥胖時脂肪細胞膜和肌肉細胞膜上胰島素受體數目減少，對胰島素的親和能力降低，體細胞對胰島素的敏感性下降，導致糖的利用出現障礙，使血糖升高而誘發糖尿病。

2型糖尿病患者大多是肥胖者。

3. 體力活動的減少

如果一個人增加了體力活動，那麼，他就可以減輕或防止肥胖，從而增加胰島素的敏感性，使血糖能被利用而不出現糖尿病；相反，若減少體力活動，就容易導致肥胖，而降低組織細胞對胰島素的敏感性，導致血糖利用受阻，就會出現糖尿病。

4. 妊　娠

目前在妊娠期間患糖尿病的女性越來越多，這主要是因為女性在妊娠期間，雌激素增多。雌激素一方面可以誘發自身免疫力，導致胰島β細胞被破壞；另一方面，雌激素又有對抗胰島素的作用，因此，多次妊娠可誘發糖尿病。

5. 環境因素

在遺傳的基礎上，環境因素作為誘因在糖尿病發病中佔有非常重要的位置。而能誘發糖尿病的環境因素包括：空氣污染、噪音、社會的競爭等，這些因素誘發基因突變，突變基因隨著上述因素的不斷加重和持續時間的增長而越來越多，當突變基因達到一定程度（即醫學上稱之為「閾值」）時即發生糖尿病。

糖尿病的發生是由多種因素共同導致的，瞭解這些因素對糖尿病的預防和治療有著積極的意義。

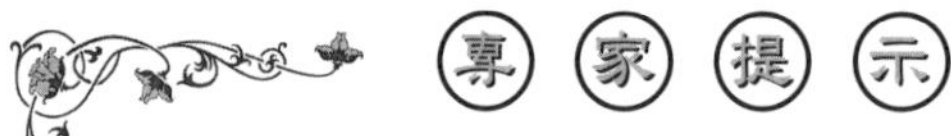

2型糖尿病患者多為中老年人，且年齡越大，患病率越高，這是遺傳因素和環境因素長期共同作用的結果。

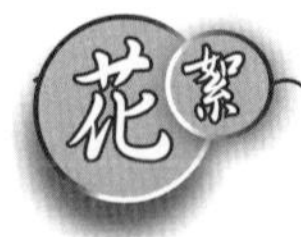

1型與2型糖尿病會相互轉化嗎？

1型與2型糖尿病會不會互相轉化呢？這個問題一直是人們所關注的，也是一個難以回答的問題。就目前的觀點來看，1型與2型糖尿病不是同一類疾病，它們的病因和病理改變截然不同，兩者之間也不會互相轉化。1 型不會轉化為 2 型，這個問題容易理解和接受，確實沒有見過1型糖尿病自動轉化為 2 型糖尿病的。但是 2 型糖尿病會不會轉化為 1 型糖尿病呢？如果不會的話，為什麼許多 2 型糖尿病患者最後都注射胰島素了呢？

實際上正如1型糖尿病不注射胰島素也是1型糖尿病一樣，2型糖尿病即使注射了胰島素也還是2型糖尿病。這些患者注射胰島素是因為隨著病程的延長，胰島功能越來越差，血糖總是控制不好；或者因為併發症逐漸加重，為了保護眼睛和腎臟，他們不得不注射胰島素。但這些情況並不能說明患者的糖尿病已經從2型轉化為1型了，他們不注射胰島素，只會造成血糖控制不佳，不至於引起糖尿病急性併發症而危及生命。

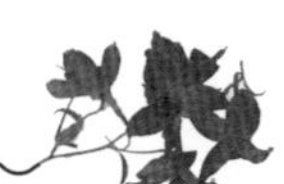

血糖與血糖指數

所謂血糖是指人體血液中的葡萄糖，它在血液中的含量可通過化學方法來測定。正常人的血糖濃度無論是在空腹還是飯後，都保持相對穩定，變化不大。

血糖的來源主要有三個方面：

一是從食物中獲得

我們吃進體內的食物都可轉化為血糖，因此，糖尿病患者應對飲食進行全面控制。

二是糖原分解

糖原是人體中糖的倉庫，分為肝糖原和肌糖原。其中肌糖原只能供肌肉收縮提供能量，若肌糖原過度分解，人就會變得消瘦。

三是脂肪和蛋白質的轉化

這一過程是由一種被稱作三羧酸循環的過程實現的。

瞭解了血糖的來源後，我們再來介紹一下血糖指數。血糖指數是衡量各種食物對血糖可能產生多大影響的指標。其計算方法為：進食食物兩小時內，測量血糖水平，在血糖反應線下的面積／進食相等分量的葡萄糖兩小時內血糖反應線下的面積（葡萄糖耐量曲線）×100，這個比值就叫做血糖指數。

血糖指數的高低與各種食物的消化、吸收和代謝情況有關，消化、吸收得快，代謝得慢的食物，血糖指數就高。所以，血糖指數可以用於幫助患者選擇碳水化合物，對決定各種糧食的攝入量有一定指導意義。

人們在進食含有較多碳水化合物的食物時，由於碳水化合物的種類不同，以及碳水化合物消化、吸收的差異，引起血糖升高的反應也截然不同。

一般來說，進食血糖指數越高的食物，餐後血糖升高得越快，對糖尿病患者就越不利；反之，進食血糖指數越低的食物，則越適合於糖尿病患者。換句話說就是，糖尿病患者應儘量選擇血糖指數偏低的食物品種。

而據研究表明，食物中膳食纖維含量越高，血糖指數就越低，即不易引起血糖升高；膳食纖維含量越低，血糖指數就越高，即容易引起血糖升高。糖尿病患者在選擇食品時，應該考慮血糖指數，這對控制血糖非常有幫助，有助於糖尿病患者恢復健康。

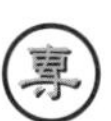

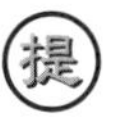

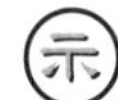

低血糖是指血液中的葡萄糖含量低於正常水平。葡萄糖是大腦細胞活動的主要能量來源，所以當葡萄糖水平太低時，大腦會首當其衝受到影響，可出現頭痛、抑鬱等從輕微到重度不等的症狀。所以，對於糖尿病患者來說，低血糖比高血糖更危險，一定要注意預防。

糖尿病的診斷及自我診斷

糖尿病診斷包括糖尿病診斷、類型診斷及有無併發症診斷三個方面的內容。

1. 糖尿病診斷

目前我國普遍採用的糖尿病診斷是世界衛生組織

（WHO）推薦的標準，並得到了中華醫學會糖尿病學會的認同。即對疑似糖尿病患者通常先做空腹血糖及餐後2 小時血糖的測定，二者均正常者可排除糖尿病；空腹血糖≧7.0毫摩爾／升或者是餐後2小時血糖≧11.1毫摩爾／升者可診斷為糖尿病；如空腹血糖或餐後2小時血糖之一介於正常和糖尿病標準之間，可行75克（兒童每千克體重1.75克，總量不超過75克）口服葡萄糖耐量試驗（OGTT）。為盡可能避免假陽性或假陰性結果的出現，可將有無糖尿病典型症狀等原因也考慮在內。

如果有糖尿病症狀（多尿、多飲、多食、消瘦）且符合以下三條之一者即可診斷為糖尿病：

● 隨機（一天中任意時間）血漿血糖≧11.1毫摩爾/升。

● 空腹血漿血糖≧7.0毫摩爾／升。

● 口服葡萄糖耐量試驗2小時血漿血糖≧11.1毫摩爾／升。

無糖尿病症狀者診斷為糖尿病時，應有兩次血糖測定結果達到以上標準。

在急性感染、外傷、手術或其他應激情況下，雖測出明顯高血糖，亦不能立即診斷為糖尿病，需在應激情況結束後重新檢測。

2. 糖尿病類型診斷

診斷出糖尿病後，還應診斷是哪類糖尿病。

◎1型糖尿病的診斷：

這類糖尿病患者的胰島β細胞破壞，導致胰島素絕對缺乏。一般18歲前起病，大多比較消瘦，發病較急，糖尿病症狀明顯，需要進行胰島素治療才能控制病情。患者常出現酮症酸中毒，尿酮體陽性，血胰島素、C肽水平低，甚至測不出，體內胰島β細胞抗體常持續陽性。成人隱匿性自身免疫性糖尿病屬於1型糖尿病的亞型，其特點為：成人起病時，病情進展緩慢，早期可不依賴胰島素，發病時多不肥胖，血胰島素、C肽水平可偏低，體內胰島β細胞抗體常持續陽性，具有1型糖尿病的易感基因。

◎2型糖尿病的診斷：

這類患者占所有糖尿病患者的90%以上，主要表現為胰島素抵抗為主伴胰島素分泌不足，或胰島素分泌不足為主伴胰島素抵抗。其病因現認為由多基因遺傳和環境因素（主要為運動不足和能量相對過剩）共同促發。如種族、家族史、不良生活方式、肥胖（尤其是腹型肥胖）、血脂異常、老年和糖耐量異常是其危險因素，對上述人群應加強血糖監測，必要時應在早期進行干預。

◎其他特殊類型糖尿病的診斷：

包括一系列病因比較明確或繼發性的糖尿病，一般是由基因缺陷、其他內分泌疾病、藥物及化學品、感染等引起的。

◎妊娠期糖尿病的診斷：

妊娠期間發生或首次發現的糖尿病，篩查時間一般選擇在妊娠24～28週。對妊娠糖尿病患者應在產後6週或更長一段時間重新進行糖耐量試驗，大部分患者血糖可能會恢復正常，但其在若干時間後發生糖尿病的概率會明顯增加。

3. 有無糖尿病併發症的診斷

糖尿病急性併發症主要包括：糖尿病酮症酸中毒、糖尿病高滲性昏迷、乳酸性酸中毒、低血糖昏迷；糖尿病慢性併發症主要包括：大血管病變（如冠心病、高血壓病等）、糖尿病腎病、糖尿病視網膜病變、糖尿病神經病變、糖尿病足等。

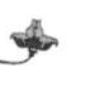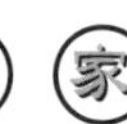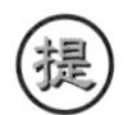

專家提示

要瞭解血糖是否升高，應先瞭解血糖的正常水平。正常成人的血糖水平是：空腹血糖(FBS)為3.6～6.1毫摩爾/升(69～109毫克/分升)，餐後2小時血糖(2HPBS)為3.6～7.7毫摩爾/升(65～139毫克/分升)。

2型糖尿病的三個階段

無論是哪一種類型的糖尿病，都不是一下子就患病的，都會有一個發展過程。由於中老年人易患2型糖尿病，所以下面我們就介紹一下2型糖尿病的自然病程。

2型糖尿病的自然病程可以分為三個階段。

第一階段

高危人群階段，也稱糖尿病早期階段。關於糖尿病的高危人群前文已有詳細的介紹，此處不再贅述。高危人群在做葡萄糖耐量試驗時，空腹和糖負荷後血糖均在正常範圍，患者有遺傳因素存在。

第二階段

糖調節受損階段，也稱糖尿病前期。到這一階段時，血糖已經升高，但還沒有高到糖尿病的標準。這種人離糖尿病僅一步之遙，其空腹血糖為5.6毫摩爾／升，葡萄糖負荷後2小時血糖為7.8～11.1毫摩爾／升，也稱葡萄糖耐量低減期（IGT）。

第三階段

糖尿病診斷階段。到了這一階段，已成為糖尿病患者了。這時空腹血糖≧7.0毫摩爾／升，葡萄糖負荷後2小時血糖≧11.1毫摩爾/升。

1型糖尿病的發展過程往往很快，看起來好像是突然發病似的，實際上這類患者也有潛伏期，先是胰島受到病毒或者毒素的侵襲，而後因為自身免疫性受到破壞，胰島又受了「二茬罪」，結果幾乎所有的胰島都被破壞了，這時若不注射胰島素就難以維持患者生命，此時已轉化成了1型糖尿病。

2型糖尿病的發生和發展要經歷一個較長的時間，這段時間一般為數年。由高危人群階段進入血糖增高階段，如果此時血糖增高者還不提防，在不久的將來，就很有可能發展到最後階段，變成糖尿病患者。

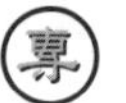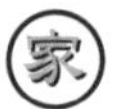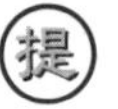

如果能在糖尿病發展的第一、第二階段採取相應的對策，減少或阻止人體內的糖調節受損，完全控制住血糖水平，就可以擺脫糖尿病的侵襲。

花絮 怎樣才能知道自己是不是糖尿病前期呢？

為了更好地預防糖尿病，國際糖尿病專家委員會提出了新的空腹血糖異常（IFG）和耐糖量低減（IGT）的診斷標準：IFG指空腹血漿葡萄糖水平（FPG）≧5.6毫摩爾/升（100毫克/分升）但＜7.0毫摩爾/升（126毫克/分升），口服葡萄糖耐量試驗餐後2小時血糖（OGTT 2hPG）＜7.8毫摩爾/升；IGT指OGTT 2hPG≧7.8毫摩爾/升（140毫克/分升）但＜11.1毫摩爾/升（200毫克/分升），FPG＜5.6毫摩爾/升；並明確提出IGT和IFG是一種處於中間狀態的人群。

當血糖水平已經升高為異常，但未達到糖尿病診斷標準時，IFG和/或IGT患者已經進入糖尿病前期，患臨床糖尿病和心血管疾病的概率也會顯著增加。

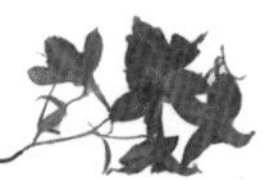

常見的糖尿病併發症有哪些？

糖尿病作為一種慢性病，就疾病本身來說往往不會給患者帶來多少不便，甚至有許多患者是在不知不覺中發病的，因此患者即使知道自己患上了糖尿病後也不以為然，平時也不注意必要的檢查和正確的治療。殊不知長此以往必將引起糖尿病對人體的真正危害——糖尿病急性和慢性併發症。等到發生糖尿病併發症時，就有可能要付出沉重的代價了。

那麼，糖尿病急性和慢性併發症都有哪些呢？

1. 糖尿病急性併發症

糖尿病急性併發症主要有低血糖、糖尿病酮症酸中毒、糖尿病非酮症高滲性昏迷、糖尿病乳酸性酸中毒等。

◎糖尿病酮症酸中毒：

任何能夠引起體內胰島素相對或絕對不足，進而導致血糖明顯升高的都可以引起酮症酸中毒。其主要症狀為發病急驟，原有的糖尿病症狀加重，「三多一少」情況加重。患者感覺全身軟弱、乏力、肌肉酸痛，病情嚴重時還可出現噁心嘔吐、上腹痛、呼吸加深加快、呼氣中有爛蘋果味、頭昏、頭痛、煩躁、反應遲鈍、嗜睡，甚至昏迷等症狀。更為嚴重時還會出現休克、心腎衰竭、深度昏迷進而導致死亡。

◎糖尿病非酮症高滲性昏迷：

又稱糖尿病高滲性昏迷、高血糖脫水綜合徵，多發於老年2型糖尿病患者。其主要特徵為非常顯著的高血糖、失水、電解質紊亂。

◎糖尿病乳酸性酸中毒：

這種併發症一般發生在體內缺氧時，這時體內乳酸增加，腎臟功能不健全，導致多餘乳酸不能排出體外，進而引起中毒。此病多發於老年糖尿病患者，其主要表現為突然發生噁心或嘔吐、腹瀉、肌肉酸痛、呼吸加深加快、意識不清、昏迷等；檢查時還會有血乳酸濃度增高、血液pH下降等表現。

2. 糖尿病慢性併發症

糖尿病慢性併發症有很多種，現在主要介紹一下對人體健康危害巨大的幾種：大血管改變造成的冠心病、腦中風、下肢血管病變；微血管病變造成的糖尿病腎病、糖尿病視網膜病、糖尿病心肌病。慢性併發症還有神經病變、眼部病變、皮膚病變和其他病變。

專家提示

要想阻止或延緩慢性糖尿病併發症的發生和發展，糖尿病患者需要長期有效地控制好自己的血糖。

不要陷入糖尿病認識的誤區

患者既然已確診為糖尿病，就應對它有一個全面、正確的認識。但是許多糖尿病患者由於缺乏糖尿病知識，不知如何檢查、配合藥物治療，使自己陷入糖尿病治療的誤區，進而嚴重危害健康。

下面就糾正幾種對糖尿病認識的誤區：

誤區一：糖尿病是由吃糖多引起的

正常人的血糖保持在正常範圍內，是由胰腺分泌充足的胰島素進行調節的。糖尿病患者體內的胰島素相對或絕對不足，影響了血糖的調節，致使血糖升高。目前，醫學方面認為，糖尿病的發生與遺傳、環境、肥胖、免疫等多方面的因素有關，但與吃糖多無明顯關係。但需要注意的是，糖尿病患者最好還是不要吃糖或少吃糖，因糖類食品可引起血糖迅速升高，不利於穩定控制血糖。

誤區二：糖尿病可以根治

一些糖尿病患者總是盲目相信廣告宣傳——服藥幾個月包好，結果卻往往令人失望。目前，醫學界尚未找到可根治糖尿病的方法。需要指出的是，儘管糖尿病不能根治，但完全可以控制。

有些病情輕的2型糖尿病患者可不用服藥，僅靠運動和飲食就能夠維持血糖在正常水準；即使病情較重，只要堅持正確的、長期的治療，同樣可以長壽。

誤區三：糖尿病患者應少喝水

一個人喝水多是體內缺水的表現，是人體的一種保護性反應。糖尿病患者若控制喝水，不但不能治病，反而會加重病情，甚至可誘發酮症酸中毒或高滲性昏迷，危及生命。因而糖尿病患者要多喝水，特別是在感冒、發熱、腹瀉時，更應多飲水。

有心腎衰竭的患者可按照醫生囑咐限制喝水量。

誤區四：沒有不適感覺就不治療

早期糖尿病患者往往沒有明顯不適的感覺，很多人是在偶爾檢查其他疾病或體檢時發現自己患有糖尿病的，因無不適症狀，所以有些患者就認為沒有治療的必要。

其實這種觀點是錯誤的，糖尿病患者的血糖已經升高，雖無不適症狀，但已經對血管、神經等處造成了損害，早期治療可以阻止或延緩損害的繼續。而若血糖長期不能恢復到正常水準，必將導致心、腦、腎等臟器的損害，到時再治也為時已晚了。所以，一旦發現患有糖尿病，無論有無症狀，都應儘早進行科學的治療。

誤區五：中醫可根治糖尿病

糖尿病是一種終身疾病，目前醫學界還沒有找到根治糖尿病的方法，中醫同樣如此。儘管中藥藥性複雜，但對糖尿病的治療效果尚待進一步研究。目前比較共同的認識是：中醫、中藥對糖尿病慢性併發症的防治有一定作用。但糖尿病患者如果盲信自稱能根治糖尿病的「中醫」，而中止現行的正常治療，其後果會非常嚴重。

誤區六：迷信糖尿病食品

眾所周知，糖尿病患者飲食治療的目的在於控制總熱量和均衡飲食，而並不在於專門吃所謂的「糖尿病食品」。其實一些糖尿病食品中的營養成分與普通食物沒有什麼不同。有的熱量可能相對低一些，有的可能加入了某些成分，也有的主要是商業炒作，尤其是一些無糖食品可能僅僅是未加蔗糖，但食品本身卻屬糖類。糖尿病患者如果不注意糖尿病飲食治療的原則而認為只要吃了「糖尿病食品」，血糖就沒有問題，這是很危險的。

誤區七：糖尿病患者吃得越少越好

這種觀點也是錯誤的。吃得太少，不能滿足人體的營養平衡，必將損害健康。科學的飲食原則是：定時定量，多吃蔬菜，避免油膩。

誤區八：注射胰島素會上癮

胰島素是體內的正常激素，因為需要，正常人每天都要產生並分泌大量的胰島素。1型糖尿病患者自身不能產生胰島素，因此需要終身使用外來胰島素進行治療；2型糖尿病患者體內的胰島素只是相對不足，因此開始可用口服藥物促進人體胰島素的產生和作用，但其中半數以上終因人體胰島功能逐步衰竭，而需要用外來胰島素進行治療。因此，胰島素治療完全是由病情的需要而定，而且胰島素是人體正常的激素，無需抵觸它的使用。有些2型糖尿病患者使用胰島素後，仍能再次撤掉胰島素。胰島在使用外來胰島素後，可得到很好的休息和恢復，胰島功能恢復一段時間後，部分患者仍可繼續接受藥物治療，發揮自身胰島素分泌的作用，不存在上癮的可能。

專家提示

許多人認為只有生活條件好、物質豐富的人才會患糖尿病。這種認識也是錯誤的。其實生活條件差並非糖尿病的「保護」因素。如果不注意自我保健，染上諸多不良嗜好與習慣，特別是嗜酒、抽煙、偏食、不講究衛生等，同樣也會患上糖尿病。

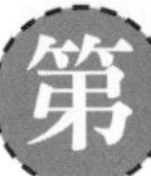
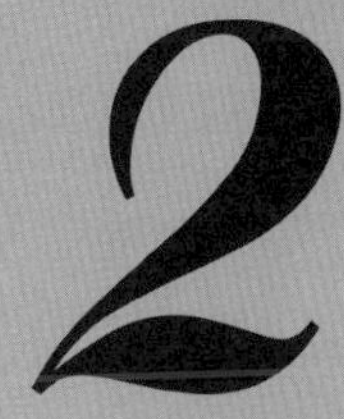
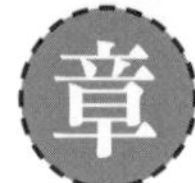

第2章 糖尿病治療從預防開始

糖尿病是一種慢性病，很難治癒，給患者帶來了巨大的痛苦。要想緩解這種痛苦，就要學會預防。對廣大群眾來說，要預防糖尿病的發生；對患者而言，要積極治療，預防糖尿病併發症的發生。糖尿病的治療是從預防開始的，要想做好預防工作，應養成健康的生活方式，控制飲食，定期測量血糖等。

健康測試

你的生活方式健康嗎？

醫學研究表明，糖尿病的發生、發展與不良的生活方式有很大的關係。因此，要預防糖尿病，先要改正自己不健康的生活方式。那麼，你的生活方式健康嗎？不妨回答下面這20個問題，測測自己的生活方式是否健康。請根據自己的實際情況回答「是」與「否」。

(1) 你一日三餐，每餐（包括早餐）都吃嗎？

(2) 你的飲食是不是限制了脂肪的攝入量？

(3) 你的每日膳食中是否包含了水果、蔬菜、穀物、肉蛋或豆製品？

(4) 你每日是否吃五種或五種以上的水果或蔬菜？

(5) 你的早餐豐富嗎？包不包括麥片、麵包、牛奶或肉類、水果、蔬菜？

(6) 你每日都喝優酪乳、牛奶或吃乳酪嗎？

(7) 你吸不吸菸呢？

(8) 你是不是每週都有三次、每次至少20分鐘的運動鍛鍊時間呢？

(9) 你是否有健身計畫，每天的健身運動是否能夠讓自己微微出汗呢？

(10) 你是不是每日不感到口渴時也會定量喝水，以保證每日的飲水量呢？

(11) 你每年都定期進行健康檢查嗎？

(12) 你是否有意限制飲酒呢？

(13) 你的性生活是否有規律？

(14) 你在開車時會不會繫好安全帶呢？

(15) 你的家中安裝火警警報器或配備消防器材了嗎？

(16) 你能夠做到勞逸結合嗎？

(17) 你能承受生活中的壓力，特別是工作中人際關係的壓力嗎？

(18) 你的睡眠品質好嗎？在睡眠時做的夢醒來後還能記得嗎？

(19) 你是否每天都保持6～8小時的睡眠，就能擁有充沛的精力處理白天的事務，而且不感到過分的疲倦和緊張呢？

(20) 你的生活起居是否四季都有規律，並且不易生病呢？

計分方法：

以上各題選擇「是」計1分，選擇「否」計0分。

測試結果：

得15～20分的人：你的生活習慣很好，應堅持；得10～14分的人：你擁有一些損害健康的小惡習，應注意改正；得10分以下的人：你的生活方式太糟糕了，為了自己的健康，為了遠離糖尿病，趕快和以前的生活方式說「拜拜」吧。

瞭解糖尿病防治的三個步驟

糖尿病防治可分三個步驟

第一步：無「糖」須防

如今，隨著生活水準的提高和生活節奏的加快，越來越多的人受到飲食平衡失調、生活規律紊亂、缺少定期運動等諸多外部不利因素的困擾。這樣的局面造成越來越多的人患上了糖尿病。

為了預防糖尿病，我們應關愛自己的身體，多參加體育鍛鍊；儘量減少不必要的「夜車」和應酬；控制體重；定期做血糖值測試。

第二步：有「糖」須控

糖尿病是一種需要長期治療的慢性疾病。一旦得知自己患了糖尿病，不要過分擔心發生併發症。因為在控制好的情況下，併發症的產生需要10～20年甚至更長的時間。所以，糖尿病患者在平日的生活中，應該充分重視定期檢查，注意血糖和糖化血紅蛋白、血脂、血壓（標準值為130／80毫米汞柱，腎臟功能不好的患者血壓值應更低）和體重指數是否在正常範圍內。同時還要留意眼睛、尿微量白蛋白等是否有異，以便及時發現併發症。

第三步：有「糖＋併」須緩

糖尿病患者常會發生大血管、微血管和周圍神經病變等嚴重的併發症，而這些併發症會使患者致殘、致死，嚴重影響著患者的生活品質乃至生命。如果患者正處於併發症初期可逆階段，應積極予以治療；如果已處於不可逆階段，則應延緩併發症的進展。

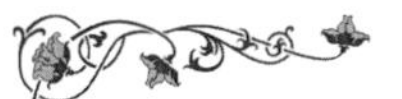
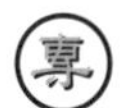
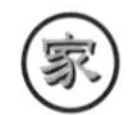
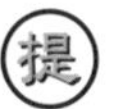
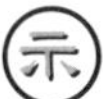

專家提示

誘發糖尿病的因素與不良的生活方式息息相關，因此，預防糖尿病應改變不良的生活方式。

日常生活中預防糖尿病的幾點措施

要預防糖尿病，在日常生活中可採取下面這幾點措施：

措施一：增強體質，提高免疫力

現代醫學認為，抵抗力低下是糖尿病發生的主要因素。因此，應採取各種措施以增強體質，提高機體免疫力，減少和防止糖尿病的發生。

由於體育鍛鍊是增強體質的一項重要措施，因此應根據個人情況，適當選擇體育鍛鍊項目，如散步、慢跑、打太極拳等，並應持之以恆，不可隨意間斷。

措施二：節制飲食

2型糖尿病多是在不知不覺中吃出來的，那些堆積在腹部的脂肪與糖尿病有著密切的關係。因此，應注意節制飲食，做到定時定量，避免過食油膩肥甘，控制脂肪的攝入，限制飲酒量，防止肥胖，這對預防糖尿病的發生有重要意義。

措施三：生活規律，勞逸結合

勞累過度會傷元氣，過分安逸會導致肥胖而使得脾臟虛弱，這兩種情況都會誘發糖尿病。因此，中老年人要注意生活規律和勞逸結合，以提高抗病能力。

措施四：積極防治各種感染

現代醫學研究證實，各種感染，尤其是病毒感染可引起或誘發糖尿病，因此應積極預防各種感染。要做到這一點，應注意個人衛生，保持皮膚清潔，勤洗澡，勤換內衣，養成良好的衛生習慣。女性要注意外陰部的清潔衛生，一旦發生感染，要積極進行治療。

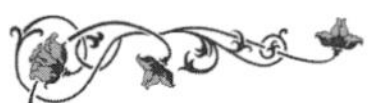

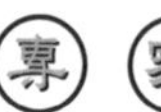

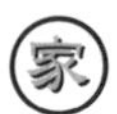

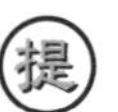

示

不良的睡眠習慣會影響糖尿病患者血糖的波動。專家指出，糖尿病患者的睡眠必須遵循科學的時間。晚上睡覺的時間不要太晚，最好在10點之前；而第二天早晨在6～8點起床為宜。

老年人預防糖尿病的五招

中老年人是糖尿病的易感人群之一。為了自己的健康，中老年人應掌握一些預防糖尿病的小招數：

招數一：快樂、規律的生活

保持客觀、豁達、積極的心態，起居規律，是防止糖尿病發生的重要保證。

招數二：平衡飲食

中老年人的膳食要注意營養搭配平衡，品種要多樣化。60歲左右的老年人，每天需攝入含熱能1900大卡左右的食物，每天的食物量相當於雞蛋1～2個，瘦肉50～100克，植物油50克，糧食200～250克。

一般體重指數（體重公斤數除以身高平方）男＜25，女＜24為良好，超過這一範圍，應控制膳食量。總的原則是低脂、低糖、低鹽、粗細糧搭配和高纖維素飲食。

招數三：堅持運動

中老年人要積極參加運動。運動的強度以中、輕度有氧運動為宜。每日活動時間一般為40～60分鐘，並且需持之以恆、循序漸進，以促進外周組織葡萄糖的利用。

招數四：做定期檢查

中老年人需對血糖、甘油三酯進行監控。應努力將空腹血糖、餐後2小時血糖、甘油三酯控制在正常範圍內，使空腹血糖＜6.0毫摩爾／升；餐後2小時血糖＜8.0毫摩爾／升；甘油三酯＜1.7毫摩爾／升。

如果測得值達正常上限或超過時，要繼續做糖耐量試驗，經確診後，要及早進行治療。

招數五：改變自己的居住環境

要選擇周圍土壤、空氣、飲用水沒有被嚴重污染的居住環境，且居室內的裝飾不要有酚類等揮發性氣體。

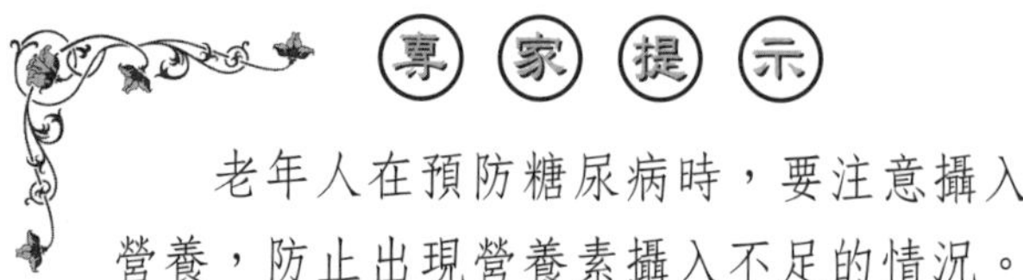

老年人在預防糖尿病時，要注意攝入全面的營養，防止出現營養素攝入不足的情況。

防治糖尿病有四點

預防糖尿病要做到以下四點：

1. 食物少一點

隨著人民生活水準的提高，長期不規律、不合理的飲食，以及高脂肪、高蛋白、高能量食物的攝入，極易導致身體肥胖，使胰腺長年累月處在緊張的工作狀態，久而久之便出現了胰島素抵抗，血糖也隨之升高。

因此，為了防治糖尿病的發生，應盡可能堅持食物多樣化原則，多吃一些粗糧，保持營養平衡，科學計算總熱量，多攝入高纖維素食物、低鹽、禁酒及禁吃甜食。

2. 睡眠早一點

睡眠不足與血糖控制失調關係密切，特別是2型糖尿病患者，睡眠不足會加重他們的病情。

科研人員對161名2型糖尿病患者進行研究，發現睡眠時間長短和睡眠品質直接影響這些人的病情。經常睡不著覺或睡眠品質差的患者，血糖明顯不穩定。

3. 陰虛少一點

中醫認為，糖尿病屬「消渴」範疇，其病機是陰虛燥熱。「消渴」是由以陰虛為本，燥熱為標，再加上燥熱傷陰、陰損氣耗、氣陰兩虛導致的。

現代人由於生活節奏加快，往往事業在爬坡，身體在滑坡，身體出現虧虛，過度消耗體內陰液，產生燥熱而不能及時排出體外，進而導致糖尿病。

4. 鬱悶少一點

研究發現，不良情緒也是糖尿病的重要致病「元兇」之一。人體胰島素分泌的多少，除了受有關內分泌激素和血糖等因素的影響外，還受植物神經功能的影響。當人處於緊張、焦慮、恐懼或受驚嚇等情緒時，會導致交感神經興奮，直接抑制胰島素的分泌；同時還會促使腎上腺素分泌增加，間接抑制胰島素分泌。如果不良情緒長期存在，則可能引起胰島β細胞功能障礙，使胰島素分泌不足的傾向被最終固定住，進而誘發糖尿病。

不良情緒因素對胰島素分泌的影響，以中老年人更為明顯。因此，要防止患糖尿病就應保持情緒穩定，樂觀豁達，不患得患失，適當控制情緒，減少焦慮及激動。

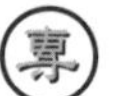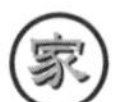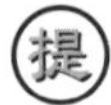

流行病學資料顯示，肥胖程度越嚴重，糖尿病的發病概率就越高。中度肥胖者糖尿病的發病率比同年齡正常體重者高4倍，而高度肥胖者糖尿病的發病率則為同年齡正常體重者的21倍。

花絮

預防糖尿病，一定要提高自己的免疫力

眾所周知，糖尿病是由人體胰島β細胞功能衰竭或外周組織胰島素受體功能發生障礙而引發的。病程與人體免疫系統功能有很大聯繫。

1型糖尿病的主要病因是胰島β細胞被自身的免疫系統破壞，導致胰島素數量絕對不足。這類患者免疫功能處於紊亂狀態，各種免疫細胞比例失調，以致引發糖尿病。而增強免疫力，將有助於糖尿病患者控制疾病。

2型糖尿病是一種內分泌系統功能障礙引發的疾病。這時，患者的免疫系統功能低下，很容易感染各種細菌、病毒、真菌等，使糖尿病病情「雪上加霜」。而透過增強自身機體免疫調節功能，將有助於預防糖尿病及其併發症的發生。

控制糖尿病應同時糾正代謝綜合徵

糖尿病並不是一種孤立的疾病，患者往往伴有高血壓病、血脂紊亂、高尿酸血症、高血脂症等。醫學上通常將這幾高包括高血糖稱為代謝綜合徵。如果只是孤立地治療糖尿病，控制血糖，不控制血壓、血脂、尿酸等同樣會引發嚴重後果，如導致併發症等，因此在治療糖尿病的同時，還應治療代謝綜合徵。

代謝綜合徵是一個典型的「不良生活習慣病」，往往是大吃大喝的習慣導致了疾病的發生。因此，治療代謝綜合徵必須從改變生活習慣入手。那麼，怎樣改變自己的生活習慣呢？我們可以遵循下面的數字歌：

一個信念：與肥胖決裂；

兩個要素：不多吃一口，不少走一步；

三個不沾：不吸菸，不飲酒，不熬夜；

四個檢查：定期查體重、血壓、血糖、血脂；

五六個月：減肥不求速成，每月減一兩公斤即可，五六個月見成效；

七八分飽：飲食上要「總量控制，結構調整，吃序顛倒」，即每餐只吃七八分飽，以素食為主，同時保證營養均衡；進餐時先吃青菜，快飽時再吃些主食、肉類。

專家提示

糖尿病的發生、發展與遺傳有很大的關係。可要改變一個人的種族，改變一個人的父母，以及出生年份是不可能的，因此，我們應該把精力投入到那些我們有能力改變的方面，例如飲食、運動量以及體重等。

糖尿病高危人群的早期預防方法

糖尿病高危人群可以說是潛在的糖尿病患者，如果對糖尿病高危人群進行人為干預和早期防治，可以減少高危人群的患病率。糖尿病高危人群的預防方法如下：

1. 瞭解糖尿病的相關知識

糖尿病高危人群如果能瞭解糖尿病的有關防治知識，如科學運動、合理飲食，就可改變在日常生活中的不良習慣，減輕胰島素抵抗，保護和改善胰島功能，從而預防糖尿病的發生。

2. 儘量避免攝入高熱量飲食

飲食為人體提供了熱量，以保證人體合理的體重和工作、生活的能量需要。但是如果攝入熱量較多的話，能量就會轉化為脂肪，增加我們患糖尿病的概率，因此我們食入的食物組成應合理，即：碳水化合物占總熱量的55%～

65%，以非精纖維素為好；脂肪與蛋白質分別占總熱量的20%～30%與10%～12%。

3. 牢記飲食宜忌

儘量不吃油炸食品，多吃蔬菜，不飲酒，堅持低鹽飲食（每天不超過10克）。多進食富含鉻、鋅、硒、鍺等微量元素的食物，因為缺乏這些微量元素可導致人體糖代謝發生變化。

4. 勤運動

運動可使血糖降低，增強胰島素的作用，是減肥的有效方法之一；還可糾正血脂異常，降低血壓，使心肺功能得到鍛鍊，使人放鬆緊張情緒，提高生活品質。因此，糖尿病高危人群應勤運動。

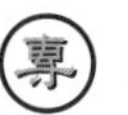
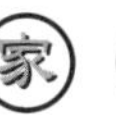
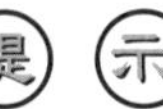

專家提示

糖尿病高危人群還應避免和減少使用對糖、脂代謝不利的藥物，如腎上腺皮質激素及利尿劑等都可影響糖代謝與脂代謝。

預防糖尿病併發症學幾招

其實，糖尿病並不可怕，可怕的是糖尿病併發症。糖尿病患者要想長壽，就應採取積極有效的措施預防併發症的發生。

糖尿病患者應積極配合醫務人員，根據病情制訂具體方案，如飲食療法、運動療法、藥物（口服降糖藥、中醫中藥、胰島素）療法，使血糖長期控制在正常或接近正常水準。

糖尿病患者應長期堅持飲食療法，少吃動物脂肪，限制吃富含膽固醇的食物，如動物內臟、魚子、蛋黃等。必要時還可使用調脂的藥物。

關於運動療法對治療糖尿病的重要意義在前文中都已做過敘述，在此就不再贅述。不過有嚴重心、腎等併發症患者活動時，應根據具體情況而定。

肥胖是糖尿病的誘因，長期持續肥胖者，糖尿病發病率明顯升高，可高達普通人群的4倍之多，因此肥胖者應調整好體重，使之接近標準體重，對控制血糖、預防糖尿病血管病變有著十分重要的意義。

糖尿病患者伴有高血壓病時，需加服降壓藥，以有效控制血壓。

不吸菸，不飲酒。

建立正確、有規律的糖尿病飲食。

定期進行眼底、心電圖、腎臟及神經系統檢查，爭取早些發現併發症，早期進行治療。

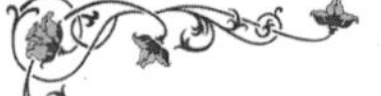
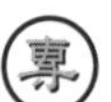
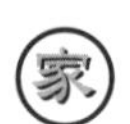
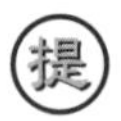
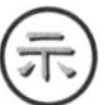

專家提示

長期坐著不動，腹部易堆積脂肪，從而增大發生糖尿病的概率。其糾正辦法為每個星期至少運動2次。

第3章

糖尿病及其併發症的科學治療

糖尿病的發病機制及病因非常複雜，一旦患病，常終身相隨。而且如果糖尿病得不到有效的治療，還會引起多種併發症，損害身體的多個系統或器官，嚴重時會使患者面臨截肢、死亡的威脅。因此，患了糖尿病後，一定要及時診治，並採取科學的方法配合醫生進行治療。

健康測試

你對糖尿病知識瞭解多少？

如今糖尿病已成為一種多發病，你對這種疾病瞭解得多不多呢？不妨做做下面的測試。

判斷對錯，你認為對的在題後畫「✓」，你認為錯的畫「×」。

(　)(1) 單純用血糖水準可以區分1型和2型糖尿病。
(　)(2) 不管有沒有症狀，患了糖尿病就要吃藥治療。
(　)(3) 每日攝入20克油脂是符合健康飲食控制標準的。
(　)(4) 世界衛生組織建議每人每日食鹽量不超過5克。
(　)(5) 對於糖尿病患者來說，空腹血糖水準是長期控制血糖最重要的評估指標。
(　)(6) 糖尿病患者檢查血脂的頻率應為每6～12個月一次。
(　)(7) 魚和雞肉是富含優質蛋白的食物。
(　)(8) 飲食和營養治療是糖尿病所有治療的基礎。
(　)(9) 糖尿病患者在運動後出現多汗、心慌、頭暈等症狀，最可能的原因是低血糖。
(　)(10) 每年的11月4日是世界糖尿病日。
(　)(11) 2型糖尿病患者不會發生酮症酸中毒。
(　)(12) 糖尿病患者患糖尿病酮症酸中毒時口中呼出的氣體有爛蘋果味。
(　)(13) 阿卡波糖和磺脲類藥物相比，阿卡波糖能更好地控制空腹血糖水準。
(　)(14) 糖尿病超重患者體重減少的目標是3個月內體重減輕5%～10%。

( ) (15) 使用胰島素的患者在達到治療目標後每日只需監測1次血糖。

( ) (16) 糖尿病足部病變是糖尿病的急性併發症。

( ) (17) 中老年慢性病患者適當的體力運動為每週運動3次以上，每次30～60分鐘。

( ) (18) 有「淨腸草」之稱，能夠消化人體胃腸道中積食之稱的粗糧是蕎麥。

( ) (19) 糖尿病患者可以多喝粥，既營養，又利於吸收。

( ) (20) 糖尿病腎病屬於糖尿病微血管病變。

( ) (21) 在中國，冠心病患者糖代謝異常的患病率約為40%。

( ) (22) 各類型的糖尿病中，患者人數最多的是2型糖尿病。

( ) (23) 1 型糖尿病患者有自發酮症酸中毒傾向。

( ) (24) 食鹽含有鈉鹽，醬油、鹹菜、雞精等不含鈉鹽，不需計算在攝入總量內。

( ) (25) 大麥和菠菜相比，大麥的維生素C含量更高。

( ) (26) 糖尿病患者在運動時不應該加餐，以防止血糖升高。

( ) (27) 打太極拳屬於中等強度體力活動。

( ) (28) 自主神經病變是與糖尿病發生有關的最重要的神經病變。

( ) (29) 在芹菜、香菇、黃豆中，黃豆含膳食纖維最高。

( ) (30) 在 2 型糖尿病患者中，大約有8%的患者發生了嚴重的視力喪失。

( ) (31) 硝苯地平是常用于孕婦緊急降壓的藥物。

答案：

(1)錯	(2)錯	(3)對	(4)對	(5)錯	(6)對
(7)對	(8)對	(9)對	(10)錯	(11)錯	(12)對
(13)錯	(14)錯	(15)錯	(16)錯	(17)對	(18)對
(19)錯	(20)對	(21)錯	(22)對	(23)對	(24)錯
(25)錯	(26)錯	(27)對	(28)錯	(29)錯	(30)對
(31)對					

測試結果：

如果你答對了10題以下，說明你的糖尿病知識非常少，應加強學習；如果你答對了10～20題，說明你已經具備了一定的糖尿病知識，但仍需要加強學習，以進一步瞭解糖尿病知識；如果你答對了20題以上，說明你的糖尿病知識非常淵博了，那麼你在日常生活中也一定能夠積極地採取措施來預防糖尿病。

糖尿病患者經常使用的口服降糖藥物

糖尿病患者不僅要瞭解治療自己疾病的常用藥物，還要瞭解它們各自的作用機制，並在醫生的指導下正確服藥，這是安全用藥的前提。下面分別介紹一些口服降糖藥的種類及其作用機制。

目前糖尿病患者最常用的口服降糖藥包括磺脲類、雙胍類及α-葡萄糖苷酶抑制劑三大類。

磺脲類降糖藥

磺脲類降糖藥是由一個磺基和一個脲基組成的一大類降糖藥物，其作用是刺激胰島素釋放，使身體產生足夠的胰島素以利於血糖降低。因此，磺脲類降糖藥主要適用於那些血糖比較高，但還有潛在胰島素分泌能力的2型糖尿病患者。

目前常用的磺脲類降糖藥主要有下面幾種：

◎格列本脲：藥理作用最強，服用者常出現低血糖反應。老年人服用時應特別注意，以防止低血糖發生。

◎格列齊特：藥理作用較溫和，較少出現低血糖反應，適用於老年患者。由於它可抑制血小板聚集，因此對有血管併發症者尤為適用，具體用法和用量因人而異。

◎格列吡嗪：這種藥物作用快，半衰期短，副作用少，也可抑制血小板聚集。它還有降低血中甘油三酯濃度，提高高密度脂蛋白含量的作用，有助於改善血液微循環，防治動脈硬化，主要適用於老年糖尿病患者。用藥期間應避免飲酒，注意飲食，因為進食不規則者和飲酒者在服用此藥後，易發生低血糖反應。

◎**格列喹酮：**其代謝產物95%經膽管及糞便排出，僅5%從尿中排出，因此糖尿病併發腎病者可以服用此藥。每片30毫克，一般日劑量15～180毫克，據個體情況而定，分1～3次服用。

需要指出的是，對於病程較長、胰島功能幾乎完全喪失的 2 型糖尿病患者及青少年起病的1型糖尿病患者，使用該藥不但無效，而且還可能加重胰島功能的耗竭。

另外，糖尿病患者需根據具體病情選擇藥物，一般不採取同類藥中的兩種藥同用；用藥同時一定要注意控制飲食，進食一定要定時定量。飲食不配合，用藥量過大或同時應用增強磺脲類降糖作用的藥物，均可誘發低血糖反應，尤其多見於肝、腎功能不全者和老年患者，並有可能在停藥後仍反覆有低血糖發作現象的出現；對磺胺藥過敏者也應慎用此類藥物，因為這兩類藥化學結構相似，可發生交叉過敏；所有磺脲類藥物均應在飯前半小時服用，用藥過程中應定期檢查白細胞。

雙胍類降糖藥

雙胍類降糖藥分子中有兩個胍基，所以叫雙胍類。其作用不同於磺脲類藥，它主要是由減少肝臟葡萄糖的輸出而降低血糖的，主要適用於超重或肥胖的 2 型糖尿病患者。超重或肥胖的1型糖尿病患者在用胰島素治療過程中血糖波動大時，也可服用雙胍類降糖藥；磺脲類降糖藥治療有效但未達良好控制的糖尿病患者，也可加用雙胍類降糖藥。

現在許多國家和國際組織制訂的糖尿病指南中，還將二甲雙胍推薦為2型糖尿病的一線用藥，甚至作為糖尿病的預防用藥。目前常用的雙胍類藥物主要是鹽酸二甲雙胍，苯乙雙胍因副作用現已退出市場。

雙胍類降糖藥物常見副作用為胃腸道反應，飯後服藥從小劑量開始可減輕此反應。在肝、腎功能不全，休克或心衰等缺氧情況可誘發乳酸性酸中毒。二甲雙胍單獨使用時不會導致低血糖，但與磺脲類合用會增加低血糖的危險。

α－葡萄糖苷酶抑制劑

α-葡萄糖苷酶抑制劑是一種能延緩小腸吸收葡萄糖，使血糖含量在飯後不會過分增高的藥物。

輕型、肥胖、年紀大、腎功能不好、餐後高血糖的2型糖尿病患者可選此類藥物來降糖，另可配合其他口服降糖藥或胰島素進行治療；糖耐量異常者也可使用此藥。

糖尿病口服降糖藥的作用與特點各不相同，可以聯合使用，但應在醫生的指導下服用。此外，不論選用何種降糖藥，都必須嚴格控制飲食。

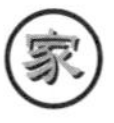
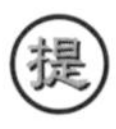
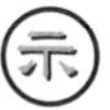

糖尿病口服降糖藥可以聯合使用，也可以分別和胰島素配合使用，但是同類口服降糖藥之間不宜聯用，以免導致低血糖反應。

科學選擇口服降糖藥物和劑量

選擇口服降糖藥物、進行劑量調整時，應考慮到患者的胖瘦、體質強弱、年齡、性別、胰島功能狀況；應考慮患者有無腦、心、肺、肝、腎和胃腸功能等嚴重慢性疾病和糖尿病所致的慢性併發症；還需考慮是單品種用藥，還是多品種用藥，是大劑量還是中小劑量，是否有藥物過敏史等。

糖尿病患者在選擇藥物時絕不可忽視上述幾點，其基點是在控制血糖的同時最大限度地保護胰島功能和身體臟器，避免併發症的發生。

對於非肥胖的2型糖尿病患者，經2～4週飲食運動治療後，如空腹血糖仍≧7.0毫摩爾／升和（或）餐後2小時血糖≧10毫摩爾／升，則應開始進行藥物治療。

藥物可選擇以下藥物中的一種或多種，如二甲雙胍、噻唑烷二酮類、磺脲類或格列奈類（兩者之一）、α－糖苷酶抑制劑等。3個月後，當糖化血紅蛋白＞6.5%時，可加用胰島素。

對於肥胖型2型糖尿病患者，經飲食控制和體力活動兩週後，若空腹血糖未控制到7.0毫摩爾／升（126毫克／分升）以下，則應加服雙胍類降血糖藥物，或一開始就加服雙胍類藥。

如患者有典型的臨床症狀，身體消瘦較明顯，血糖水準較高，雖無酮症，也應考慮給予小劑量胰島素進行治療。

如果空腹血糖＞16.7毫摩爾／升（300毫克／分升），

則應首先考慮用胰島素治療。這對於保護和改善胰島功能，調整機體代謝大有益處。

許多學者主張：糖尿病一經診斷，即應進行一段時期的胰島素治療，待病情穩定後，再酌情改用口服降糖藥進行治療，有些患者甚至可停藥觀察。

常規選藥方法是：

肥胖患者首選雙胍類降糖藥，消瘦患者可用磺脲類降糖藥。但是臨床工作中符合肥胖和消瘦診斷標準的患者並不多，大部分是不胖不瘦者。有不少學者認為結合胰島功能的檢測為好，如為胰島素減少型患者服用甲磺脲類降糖藥為宜；如為胰島素增高型患者選雙胍類及胰島素增敏劑類為宜；一般空腹血糖高者首選磺脲類或雙胍類；餐後血糖高者首選格列奈類或α-糖苷酶抑制劑類。

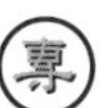
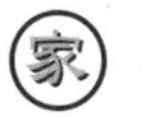
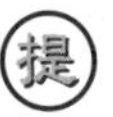

專家提示

糖尿病患者的降糖治療是個複雜的問題，因此更應該強調個體化的治療。患者應結合自己的病情，認真聽取糖尿病專科醫生的意見來制訂和執行降糖方案。

服用口服降糖藥物的最佳時間

口服降糖藥的降糖效果，除了與藥物本身的作用有關外，還與服藥時間有一定關係，因此很有必要掌握口服降糖藥物的最佳時間。

服用磺脲類降糖藥的最佳時間

這類降糖藥宜飯前30分鐘用溫水服用。

由於這些藥物口服一般要在30分鐘後才能發揮降血糖作用，而進餐後的30分鐘血糖才會出現高峰。所以在飯前服用，才能充分發揮藥物的作用，有效地控制飯後高血糖。否則，如於飯後服用，此時血糖已較高，就不能很好地發揮其降血糖作用了。

服用雙胍類降糖藥的最佳時間

這類降糖藥宜飯中或飯後用。由於這類藥對胃腸道有一定刺激，故宜在飯中或飯後服用；無胃腸反應者，也可在飯前服用。

服用α—葡萄糖苷酶抑制劑的最佳時間

這類藥物應與第一口飯同時吃。此類藥物如在飯後或飯前過早服用，效果不是很理想。

格列奈類藥，因主要用於降低餐後血糖，吸收及發揮作用較快，通常於餐後15分鐘服用或進餐時即服。

噻唑烷二酮類藥，主要用來增加身體對胰島素的敏感性，通常每日服一次，服用與進餐時間關係不大，但應固定每天的服用時間。

如果你經常漏服降糖藥，可以使用緩釋劑，這類藥物一天只需要服一次，容易操作，有助於患者長期服用，而且降糖作用較平穩，可以避免低血糖的發生。

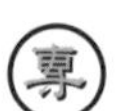

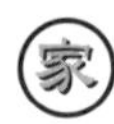

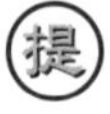

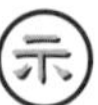

糖尿病患者的服藥時間應在醫生的指導下進行，一旦定下來，應長期堅持。

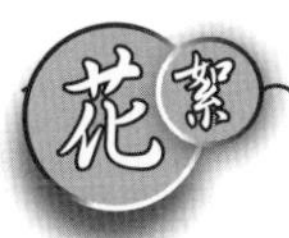

糖尿病患者的中藥服用時間

我國古代醫書《本草綱目》中記載：病在胸膈以上(上焦)者需餐後服藥；病在臍腹以下(下焦)者需空腹服藥；病在胸膈與臍腹之間或四肢病變者應在兩餐之間服藥。糖尿病在中醫中又稱消渴病，以饑餓為主的上消證應飯後服藥，以煩渴為主的中消證應兩餐間服藥，以多尿為主的下消證應餐前服藥，以上是糖尿病中醫辨證施治的中藥服法。常用的中成降糖藥飯前、餐後服用均可，但是含有格列本脲的中成藥如消渴丸、唐威膠囊等需餐前30分鐘服用。

服用口服降糖藥物存在的誤區

服用口服降血糖藥物時應避免下面這幾個誤區：

誤區一：不重視飲食和其他療法，單純依靠藥物

糖尿病的治療是綜合治療，飲食控制、運動鍛鍊和藥物治療缺一不可。只有在飲食控制和運動鍛鍊的配合下，藥物治療才能取得良好的降糖效果；否則，藥物再好也很難發揮作用。

許多患者認為用藥後，多吃點沒有關係，並試圖通過增加藥量來抵消多的進食，這是錯誤的。這樣做的結果不

利於血糖控制，容易使身體發胖，加重胰島素抵抗，而且還會增加胰島負擔，加速β細胞功能衰竭。

誤區二：忽視藥物治療的重要性

有些患者習慣根據自覺症狀來估計血糖控制的好壞，實際上許多2型糖尿病患者的自覺症狀不太明顯，服藥與不服藥在感覺上差不多，於是就認為不用服藥也能控制好血糖。

事實上，單憑症狀來估計病情並不準確。臨床上，單憑飲食和運動可使血糖得到良好控制的情況僅見於少數病情較輕的2型糖尿病患者，絕大多數2型糖尿病患者診斷之初即需要進行藥物治療。

誤區三：不恰當的聯合用藥

上文已說過同類藥物的降糖作用機制是相同的，原則上不宜聯用。若兩種同類藥物聯用，例如磺脲類與磺脲類聯用、雙胍類與雙胍類聯用，可能會引起彼此間的競爭性抑制而「兩敗俱傷」，結果是增加了副作用而不是加強了降糖效果。諸如「消渴丸＋格列本脲」「格列吡嗪＋格列喹酮」等均屬不恰當的聯合用藥。

誤區四：光吃藥，不復查

化驗血糖可以瞭解藥物的療效，其結果也可作為選擇藥物及調整藥量的重要依據。許多磺脲類降糖藥（如格列本脲、格列齊特等）的藥效會隨著時間的推移逐漸下降。如患者不注意定期復查，自己覺得一直沒間斷治療，心理上就有了安全感，而一旦出現藥物繼發性失效，實際上形同未治。有的患者一直吃著藥，結果還是出現了併發症，其原因就在於此。

誤區五：為了降糖大量服藥

許多患者為了能快點將血糖降下來，往往擅自多藥聯合，超劑量服藥，這樣不僅增加了藥物的副作用，而且容易矯枉過正，引發低血糖，甚至出現低血糖昏迷，此做法非常危險。

誤區六：血糖降至正常時就自己停藥

糖尿病作為一種終身性疾病，目前尚不能根治，需要長期乃至終身服藥。

患者經藥物控制後雖症狀消失，血糖降至正常，但這並不意味著糖尿病已痊癒，還應繼續維持用藥；飲食控制和體育鍛鍊也決不能放鬆，切忌擅自停藥，否則會使高血糖捲土重來，使病情惡化。此時，再用原來的劑量就不夠了，而需要增大劑量甚至要用多種降糖藥聯合進行治療，這樣不但會使身體受到更多損害，而且也會使醫療開支進一步增大，實在得不償失。

誤區七：頻繁換藥

藥效的發揮有一個循序漸進的過程，隨著用藥時間的延長，藥效才逐漸顯現出來。許多患者不瞭解這一點，服藥沒幾天，見血糖、尿糖下降不滿意，即認為所服藥物無效，急著換藥。事實上，有些降糖藥（如胰島素增敏劑）

服至半個月到一個月才會達到最大的降糖效果，因此，不要輕易認為某種藥物無效。

較合理的方法是：根據血糖逐漸調整服藥的劑量，服至該藥的最大有效劑量時，血糖仍不下降或控制不理想時，可在醫生指導下再改用其他藥或與其他藥聯用。

誤區八：自行調整用藥

有些糖尿病患者常常根據自己的感覺或尿糖多少來調整用藥的劑量，這是不對的，因為血糖高低與自覺症狀輕重或尿糖多少並不完全一致。

有時血糖很高，卻未必有自覺症狀，甚至尿糖也可以不高（主要見於腎糖閾值增高的患者）。因此，調整藥物劑量應主要根據血糖，其他（如尿糖）均僅作參考，同時要注意排除某些偶然因素造成的血糖變化。

誤區九：過分害怕藥物的副作用

有些患者認為長期口服藥物會損害肝腎功能，實際上這種想法並不科學。對於肝腎功能正常的患者來說，只要不是長期過量服用藥物，應該是安全的。由於藥物都要經過肝臟代謝而失活，並經過腎臟排泄出去，故肝腎本身的功能會影響患者對治療的反應。

一般說來，肝腎功能不全的患者由於藥物排泄受到障礙，藥物原形及代謝產物在體內緩慢積聚會加重肝腎負擔，影響肝腎功能。所以許多藥品說明書上都寫有「肝腎功能不全者慎用」的字樣，但並不表示這些藥對肝腎有毒副作用。

誤區十：錯誤的服藥方法

根據藥物起效快慢不同，服藥方法也不相同。如磺脲類藥物（格列本脲、格列齊特、格列吡嗪、格列喹酮等）應在餐前半小時服用；瑞格列奈因作用快，可在餐前即服，這樣便於發揮最佳的降糖作用；α-糖苷酶抑制劑與第一口飯同時嚼服效果最好；雙胍類藥物最好在餐後服用，這樣可以減少對胃腸道的刺激。反之，服藥次序顛倒不但會降低療效，且易出現胃腸不適等症狀。

另外，要根據藥物的半衰期，決定用藥次數。口服降糖藥有長效、中效、短效之分，長效製劑（格列美脲、格列吡嗪、格列本脲）每日服用1～2次即可，中、短效製劑（格列齊特、格列吡嗪、格列喹酮等）需每日服2～3次。

誤區十一：從眾心理

不少患者聽周圍某人說用某藥好，自己也跟著用，這樣不好，因為糖尿病用藥強調個體化，應根據每個人的具體情況（如胖瘦、肝腎功能狀況、年齡等）來選藥。好藥就是適合自己病情的藥，並非新藥、貴藥才是好藥，別人用得好的藥未必你也適用。

此外，用藥也不能跟著廣告走。

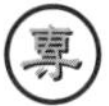
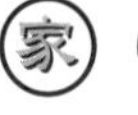
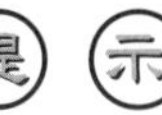

專家提示

長期服用某種藥物，如果漸漸無效，應在醫生指導下，酌情調藥。

需要胰島素治療的糖尿病患者

胰島素在糖尿病的治療中佔有重要地位，但並不是所有的患者都需要使用胰島素。下面這幾類糖尿病患者則應當使用胰島素。

1型糖尿病患者

1型糖尿病患者須持續不斷地堅持用胰島素治療。這類患者體內分泌胰島素的胰島β細胞已完全被破壞，徹底失去了分泌胰島素的功能。如果不能堅持向體內不斷地補充胰島素，1型糖尿病患者體內就會出現嚴重的代謝紊亂（如酮症酸中毒），進而發展至昏迷或死亡。

對於1型糖尿病患者而言，胰島素首要的任務是用來救命，然後才是用它來治病，即透過用胰島素來控制血糖，減少慢性併發症的發生。

有併發症的2型糖尿病患者

如患者併發糖尿病酮症酸中毒、非酮症高滲性昏迷和乳酸性酸中毒急性併發症時，或併發有嚴重腎、肝、心、眼、神經等慢性併發症時，均應用胰島素進行治療。

病程長的2型糖尿病患者

研究發現多數2型糖尿病患者在患病8年後僅靠口服降糖藥來控制血糖的效果並不是很好。這時如果不用胰島素進行治療，血糖就難以得到滿意的控制，會出現由高血糖所致的糖尿病併發症。因此，為了減少併發症，延長患者壽命，當疾病進展到一定階段時，也必須用胰島素進行治療。

伴有嚴重疾病的糖尿病患者

這類患者有兩種情況，一是其他疾病或者可能引起致命性的代謝紊亂，比如併發急性感染、併發結核或需要做大手術、遭受嚴重創傷的糖尿病患者；二是其他疾病會引起口服降糖藥蓄積中毒，比如肝腎功能不全或者嚴重缺氧（如心衰竭）的患者，因為口服降糖藥在體內代謝不暢，會使藥物蓄積，不良反應加重。

懷孕的糖尿病患者

若糖尿病患者懷孕前或懷孕後發現血糖增高，為避免高血糖及口服降糖藥危害母嬰，應使用胰島素進行治療。

胰腺嚴重受損的糖尿病患者

一些患者因胰腺疾病（如嚴重的胰腺炎、血色病、胰腺創傷；或因胰腺的腫瘤切除胰腺，使胰腺中分泌胰島素的胰島受到損害）而導致胰島素的嚴重缺乏，這樣的患者也必須使用胰島素來控制血糖。

早期強化治療的糖尿病患者

研究發現，給新診斷的2型糖尿病患者使用為期兩週的強化胰島素治療後，可以使某些患者在3年內不需要使用任何藥物，僅僅由飲食控制和運動就能維持理想的血糖水準。因此，新診斷的2型糖尿病患者如果飲食和運動治療的效果都不好，最好使用胰島素進行短期強化治療，這樣可以讓患者的胰島β細胞休息一段時間之後再更好地分泌胰島素。

專家提示

1型糖尿病和2型糖尿病之間不可能互相轉化。2型糖尿病患者用胰島素治療後還是2型，即使強行停用胰島素後，也不過是血糖控制不佳，不會立即產生嚴重的後果。

胰島素的種類

目前，國內外有各種胰島素製劑40餘種，現將臨床上常用的胰島素製劑種類介紹如下：

按來源分類

◎動物胰島素：

是從動物的胰腺組織裏提取的胰島素，是經過純化、去掉雜質及其他蛋白質成分而得到的，主要是從豬和牛的胰腺中提取的。動物胰島素與人體自身產生的胰島素在結構上有一定程度上的差別，因此易產生抗體，但價錢比較便宜。目前國產胰島素多屬豬胰島素。

◎人胰島素：

人胰島素並不是從人體中提取的，而是借助先進的、人工基因高科技生產技術合成的，其結構、功能與人胰島素相同。半合成人胰島素是將豬胰島素第30位丙氨酸置換成與人胰島素相同的蘇氨酸而得來的。生物合成人胰島素是利用生物工程技術，獲得的高純度生物合成人胰島素，其氨基酸排列順序及生物活性與人體本身的胰島素完全相同。人胰島素一般不產生抗體，但是價錢很高。

按藥效時間長短分類

◎超短效：

注射15分鐘後起作用，高峰濃度1～2小時。

◎短效（速效）：

注射30分鐘後起作用，高峰濃度2～4小時，可持續5～8小時。

◎中效（低魚精蛋白鋅胰島素）：

注射2～4小時後起效，高峰濃度5～7小時，可持續13～16小時。

◎長效（魚精蛋白鋅胰島素及長效胰島素類似物）：

注射2～4小時後起效，高峰濃度8～10小時，可持續20小時；而長效胰島素類似物高峰值的持續作用時間可達30小時。

◎預混：

即將短效與中效預先混合，可一次注射，且起效快（30分鐘），持續時間長達16～20小時。市場上有30%短效、70%中效預混和短、中效各占50%的預混兩種。另外，還有預混胰島素類似物，是由超高效與中效混合而成的，因此，這類藥物起效時間更快，為10～20分鐘。

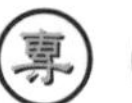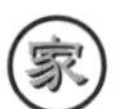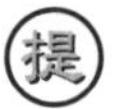

腠島素製劑對應的適用人群非常明確，糖尿病患者可以根據自己的病情和經濟條件來選用適合自己的腠島素製劑。

注射腠島素的時間

注射腠島素的時間很有講究，具體要遵醫囑。

餐前注射

目前臨床使用的普通腠島素（短效腠島素）是一種六聚體的腠島素，皮下注射後，需分離成單體後才能被吸收入血液中，起效時間約30分鐘。為了使腠島素與血糖高峰同步，有些患者需在餐前注射常規腠島素，具體為：

餐前血糖3.9～6.7毫摩爾／升者，餐前15分鐘注射，可適當多進食；

餐前血糖6.7～10毫摩爾／升者，餐前30分鐘注射，按常規進食；

餐前血糖高於10毫摩爾／升者，餐前45分鐘注射，減少進食。

老年糖尿病患者自行在家中注射腠島素時，餐前血糖值可適當放寬些，具體為：

餐前血糖7～10毫摩爾／升者，餐前15分鐘注射；

餐前血糖10～15毫摩爾／升者，餐前30分鐘注射；
餐前血糖高於15毫摩爾／升者，餐前45分鐘注射。
單用中效胰島素者需在餐前30～60分鐘注射。

餐時注射

如果糖尿病患者使用的是速效胰島素類似物，那麼，進餐時不需提前注射，而注射後必須立即進食，否則可引發低血糖。速效胰島素類似物作用高峰時間為1～2小時，主要用於降低餐後血糖，因而用於餐時注射時低血糖反應很少見，可適用於治療各種類型的糖尿病。

因為速效胰島素不需要在餐前提前注射，因此在治療應用中為患者提供了極大的便利；但速效胰島素注射後必須進食，以防止低血糖的發生。

餐後注射

胰島素強化治療中的1型糖尿病患者，當餐前血糖較低，為2.8～3.9毫摩爾／升時，可改在餐後注射胰島素，同時應適當多進食；使用速效胰島素類似物的患者，也可在餐後即刻進行注射。

睡前注射

睡前注射中效胰島素或長效胰島素類似物（甘精胰島素、精氨酸胰島素）是比較符合生理性胰島素分泌規律的治療方案。三餐前使用短效胰島素或速效胰島素控制餐後血糖，睡前則應使用中效胰島素或長效胰島素類似物，維持夜間的基礎胰島素水準，這樣能有效抑制肝臟葡萄糖的產生，減少脂肪分解，保持夜間血糖平穩，而且能減少低血糖，避免黎明時發生高血糖現象。用量應遵醫囑，並根據空腹血糖值進行調節。

專家提示

對黎明時出現高血糖現象的糖尿病患者而言，為了避免因注射胰島素過晚而引起空腹高血糖，早餐前胰島素的注射應早些，最好不晚於早晨7時。

保存胰島素的方法

胰島素作為一種生物製劑，需要小心保存。如果儲存不當會破壞胰島素的降糖作用，進而對患者的血糖控制造成不利影響。

1. 未開封胰島素的保存方法

未開封的胰島素應存放在冰箱的冷藏室內（溫度在2～8℃）儲存，應注意不可存放在冷凍室內（－20℃）。因為胰島素是一種小分子的蛋白質，經冷凍後，其降糖作用將被破壞。如果沒有冰箱，則應放在陰涼處，且不宜長時間儲存。

2. 已開封胰島素的保存方法

已開封的胰島素也應盡可能地放在溫度2～8℃的地方儲存。但在注射前，最好先放在室溫內讓胰島素恢復溫度，這樣可避免在注射時有不舒服的感覺；也可放在室溫條件下儲存，但這種條件下的儲存時間不要超過30天。

旅行、出差時儲存胰島素的方法

在乘飛機或乘火車等長途旅行時，應隨身攜帶胰島素，而不要放在旅行袋等行李中，更不能放在托運的行李中。如果旅行不超過1個月，也可不置於冰箱內，但應避免藥瓶暴露於陽光或高溫、溫度過低等特殊環境下，且時間不宜過久。在出差、旅行住宿時，如果住宿的旅店有條件提供冰箱，最好放在冰箱內冷藏儲存。

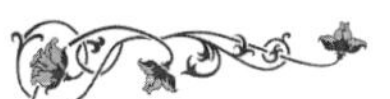

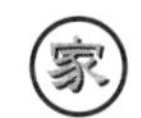
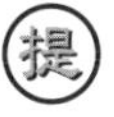
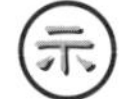

專家提示

外出時，可以使用那種能反覆冷凍的保溫盒來存放胰島素。在保存時，應保證溫度最高不高於25℃，最低不低於4℃。

注射胰島素的方法

許多糖尿病患者都選擇自己注射胰島素，那麼，自己應該怎樣注射胰島素呢？

做好注射前的準備工作

要想使胰島素發揮好的效用，注射前的準備工作不可少。

(1) 確定吃飯時間，以保證注射後能在規定的時間吃上飯。

(2) 準備好酒精棉球、注射裝置和胰島素。

(3) 再一次核對胰島素的劑型。

(4) 仔細檢查胰島素的外觀。

選擇好注射部位

除了做好注射前的準備工作，還要選好注射部位。糖尿病患者可在上臂外側、腹部、大腿外側、臀部等部位注射胰島素。

以2平方公分為一個注射區，而每一個注射部位可分為若干個注射區，注射區的意思是每次注射應在一個區域。每次注射，部位都應輪換，而不應在一個注射部位多次注射。注射部位的輪換可按照以下原則：

選左右對稱的部位進行注射，並左右對稱輪換注射；待輪完這部位，換另外左右對稱的部位。如先選左右上臂，並左右對稱輪換注射；等輪完後，再換左右腹部。這樣可避免因不同部位胰島素吸收不同而造成血糖波動。

同一注射部位內注射區的輪換要有規律，以免混淆。

不同部位胰島素吸收由快及慢，依次為：腹部、上臂、大腿、臀部。如果偶爾吃飯時間可能提前，則選腹部注射胰島素；如果吃飯時間推遲，則選臀部注射胰島素。

抽取胰島素

隨著胰島素筆或胰島素注射器及預填充胰島素使用的推廣，現在需要患者自己抽取的胰島素越來越少，但瓶裝胰島素仍在使用，所以下面就介紹一下胰島素的抽取知識：

混勻胰島素，可用下面的方法來混勻：

將自己的雙手洗淨，將胰島素瓶在兩手掌內輕輕滾動；將胰島素瓶上下顛倒幾次；將胰島素瓶輕輕搖動。如果啟用新瓶，可將橡皮塞上的保護膜去掉，但千萬不可將橡皮塞打開。用酒精棉球輕擦橡皮塞，摘掉注射器針頭的保護蓋，輕拉推柄，讓推柄的黑色標誌達所需注射的胰島素刻度，使空氣抽吸入針筒。將針頭插入胰島素瓶內並確定針頭在瓶內，輕壓推柄將空氣注進瓶內，將瓶底向上，針筒在下，且針頭在瓶內胰島素液面下，一手拿瓶，一手拿注射器，輕拉推柄使胰島素慢慢進入針筒內，達所需注射量的單位刻度線。做這一步時，應盡力保證無氣泡進入針筒；若有，需重新抽取胰島素。將針頭從瓶內抽出，再次確定與你所需注射的胰島素劑量相符；將保護蓋套在針頭上，然後放在桌面上。

另外，如自行混合胰島素時，應注意先抽短效的，再抽中長效的。

注射胰島素

(1) 注射部位皮膚用棉球消毒。

(2) 將胰島素針垂直快速插入皮膚，確定針頭的大部分已進入皮膚。

(3) 緩緩推壓推柄，將胰島素注入。

(4) 快速拔出針頭，用一乾棉球輕壓注射部位，無需摩擦。

專 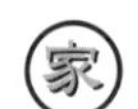

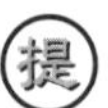

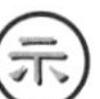

為了減輕注射時的疼痛，糖尿病患者所選擇的針頭要細而尖，不要使用變鈍的針頭，而且還要選用專用的胰島素注射器。

糖尿病酮症酸中毒的防治方法

糖尿病酮症酸中毒是急性糖尿病併發症的一種，對健康的危害非常大。在上文中我們已經介紹了它發生、發展的原因和主要表現。那麼，怎樣預防和治療糖尿病酮症酸中毒呢？

糖尿病酮症酸中毒的預防

要避免發生酮症酸中毒，一定要做到以下幾點：

(1) 1型糖尿病患者不可隨便停用胰島素，尤其不能輕信他人的所謂能根治糖尿病的說法。如果發現自己不思飲食或出現感染問題，不能隨心所欲地停吃、停喝，更不能停用胰島素。

(2) 2型糖尿病患者不能隨便中斷有效的治療或頻繁更換治療藥物。當出現嚴重感染、心臟病發作或遭受重大精神打擊時，醫生可能建議患者臨時使用胰島素，此時千萬不要拒絕胰島素這位「生命之友」。

(3) 養成多喝水的習慣。如糖尿病症狀加重，出現不明原因的消瘦、噁心、嘔吐等時，要及時檢查血糖。如果一時難以弄清是低血糖還是高血糖，又無法檢查血糖和酮體時，患者可嘗試喝一點糖水，如症狀不好轉應立即去醫院進行治療。若血糖超過15毫摩爾／升時，則必須檢查尿酮體。若尿酮體呈陽性，患者可以先喝500～1000毫升水（約兩大杯）；如尿酮體呈強陽性或持續陽性，患者則必須去醫院做進一步檢查。

(4) 當糖尿病患者出現病情加重或其他應激情況（如發熱、嘔吐等）時，都必須加強血糖、尿糖、尿量和尿酮的監測，並儘快送往醫院。老年糖尿病患者的酮症酸中毒臨床表現可能不太明顯，因此，一旦感覺與平時不一樣，應引起警惕，及時到醫院進行檢查。

糖尿病酮症酸中毒的治療

治療方法如下：

(1) 應立刻補液：應用生理鹽水，補液量可按原體重的10%估計；輸液速度先快後慢；血糖降至13.9毫摩爾／升時，改輸5%葡萄糖液。

(2) 靜滴胰島素：液體中加入胰島素按0.1單位／（公斤・小時）的小劑量持續靜滴；一般酮體消失前胰島素用量為4～6單位／小時，可使血糖每小時下降3.9～5.6毫摩爾／升；尿酮體消失後胰島素用量為2～3單位／小時，以免血糖下降過快引起低血糖及腦水腫。

(3) 注意維持電解質酸鹼平衡：酮症酸中毒時會嚴重失鉀，見尿即可補鉀。一般不需積極補鹼，當pH＜7.1，二氧化碳結合力＜8.984毫摩爾／升時才補鹼，可用5%碳酸氫鈉溶液0.5毫升／公斤，使二氧化碳結合力升高0.449毫摩爾／升。

(4) 治療腦水腫、心律紊亂、心衰、消化道出血等併發症。

(5) 生命體徵平穩時應立即送入病房。

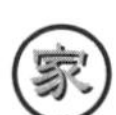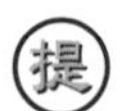

糖尿病酮症酸中毒時，化驗結果通常為：尿糖尿酮陽性，血糖增高(16.7～33.3毫摩爾／升)，白細胞增高（感染或脫水），血尿素氮增高，二氧化碳結合力下降，pH下降，電解質紊亂。

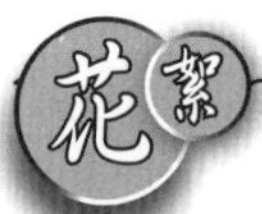

易與糖尿病酮症酸中毒相混淆的疾病

高滲性非酮症糖尿病昏迷

此類患者亦可有脫水、休克或昏迷等表現，多見於老年人。但血糖常超過33. 3毫摩爾／升，血鈉超過155毫摩爾／升，血漿滲透壓超過330毫摩爾／升，血酮體呈陰性或弱陽性。

乳酸性酸中毒

此類患者起病急，有感染休克、缺氧史，有酸中毒、呼吸加深加快和脫水表現。雖也有血糖正常或升高的情況，但其血乳酸顯著升高(超過5毫摩爾／升)，陰離子間隙也超過18毫摩爾／升。

乙醇性酸中毒

有酗酒習慣者多在大量飲酒後發病，患者因劇吐致血β-羥丁酸升高，血酮體可呈陽性，而且在有酸中毒和陰離子間隙增加的同時其滲透壓亦升高。

饑餓性酮症

因進食不足而造成患者脂肪分解血酮，呈陽性，但尿糖呈陰性，血糖多不高。

低血糖昏迷

患者曾有進食過少的情況，起病急，呈昏睡、昏迷狀態，但尿糖、尿酮呈陰性，血糖低，多有過量注射胰島素或過量服用降血糖藥的歷史。

急性胰腺炎

半數以上糖尿病酮症酸中毒患者會出現血尿澱粉酶非特異性升高，有時其升高幅度較大。

糖尿病非酮症高滲性昏迷的防治

糖尿病非酮症高滲性昏迷是常發生在老年2型糖尿病患者身上的糖尿病急性併發症之一，臨床表現與酮症酸中毒相似，只是尿中沒有酮體，很少有酸中毒。

由於血糖和血滲透壓很高，患者易發生昏迷，一旦發病，病死率非常高。

高滲性昏迷的常見誘因

老年 2 型糖尿病患者多發生糖尿病非酮症高滲性昏迷的誘因，主要有以下幾方面：

(1) 有糖尿病而毫無察覺，沒有採取正規的治療，甚至因其他疾病而誤用高糖輸液，致使血糖顯著升高。

(2) 感染、心絞痛或心肌梗塞、腦血管意外、外科手術等急性情況。

(3) 老年人渴感減退，飲水中樞不敏感，而造成進水太少、血液濃縮等。

高滲性昏迷的治療

高血糖性昏迷的治療，最好在內分泌專科醫生的指導下進行，原則是儘快補充液體，適當使用胰島素，注意電解質平衡，同時還要關注各種併發症。

高滲性非酮症糖尿病昏迷的預防

糖尿病患者一旦發生高滲性非酮症昏迷會對其生命構成極大的威脅，因此對這一急性併發症的預防非常重要。一般來講，預防此病需採取以下措施：

(1) 應及時發現和正確治療糖尿病，平時要提高對糖尿病的警惕性，經常進行自我監測。

(2) 糖尿病患者平時要注意合理地安排生活起居，適當地進行運動，不要過度勞累，特別要注意多飲水。

不少糖尿病患者由於尿多而怕飲水，以為尿多是飲水多造成的，這其實是一種誤解。糖尿病患者之所以尿多是因為其血糖過高，其尿糖的濃度和尿滲透壓也隨之上升，使腎小管的重吸收不能正常進行，而導致尿量增多，這一點與患者的飲水量並無直接關係。

患者在尿液增多之後，其體內的水量會減少，血容量也會隨之減少。血液濃縮後，其血糖也必然相對升高。這時倘若不及時補充水分，必將形成惡性循環，從而造成高滲性非酮症糖尿病昏迷。所以，糖尿病患者千萬不要刻意地控制飲水量（尤其是有多尿症狀者），不管有無口渴感，每天的飲水量都不宜少於2500毫升。

(3) 老年人患了感冒、泌尿道感染、心絞痛、心肌梗塞等疾病時必須及時治療，並避免使用某些可引起高滲性非酮症糖尿病昏迷的藥物，如糖皮質激素、免疫抑制劑、噻嗪類利尿劑和β—受體阻滯劑等。

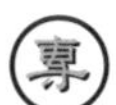
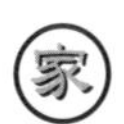
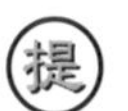
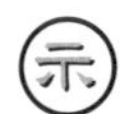

專家提示

凡遇到疑似高血糖導致的昏迷患者，不應再餵糖水或靜脈注射高滲葡萄糖。

糖尿病乳酸性酸中毒的防治

乳酸性酸中毒是糖尿病急性併發症之一，病死率非常高。乳酸是糖酵解的中間代謝產物，正常情況下，乳酸有50%～60%在肝臟內轉化為糖原儲存起來，有30%～35%被腎利用。當血乳酸增高，大於2毫摩爾／升，血pH小於7.35，又無其他酸中毒原因時，可診斷為乳酸性酸中毒。

乳酸性酸中毒的原因

乳酸性酸中毒的常見原因有兩類：

一類是由缺氧和休克狀態引起的，如休克有心肌梗塞、心力衰竭、嚴重創傷、出血感染等引起的心源性、感染性、失血失水性休克等，缺氧窒息有一氧化碳中毒、肺栓塞和梗死，急性胰腺炎伴休克；

另一類是由無缺氧及休克狀態下引起的，常因為藥物如雙胍類降糖藥，尤其是苯乙雙胍引起者比較多見且嚴重。另外乙醇、甲醇、木糖醇、山梨醇、果糖、對乙醯氨基酚、水楊酸鹽、鏈脲菌素、兒茶酚胺類、氰化物類、異煙肼、乙烯乙二醇均可引起乳酸性酸中毒。系統性疾病、糖尿病酮症酸中毒可伴發本症，肝病、腎衰尿毒症、惡性腫瘤、白血病、嚴重感染伴敗血症、驚厥、貧血、饑餓均可引起本症。遺傳性疾病、葡萄糖－6－磷酸脫氫酶缺乏、果糖1，6－二氧酸酶缺乏、丙酮酸羧化酶缺乏、丙酮酸脫氫酶缺乏、氧化磷酸化缺乏也可引起本症。

乳酸性酸中毒的治療

要治療乳酸性酸中毒，可按下面的步驟進行：

◎除去誘發因素：

立即停用雙胍類降糖藥來糾正器官功能，改善缺氧狀態，積極抗感染。

◎糾正酸中毒：

輸入1.3％碳酸氫鈉溶液100～150毫升，輸入量視血pH情況而定，同時應補充生理鹽水以糾正脫水。

◎胰島素治療：

血糖＞17毫摩爾／升，每2～4小時靜點4～6單位的胰島素；血糖＜11毫摩爾／升，在靜脈滴入胰島素的同時輸入5%葡萄糖液，以防止發生低血糖。

◎糾正電解質紊亂：

特別在應用胰島素的情況下，更應注意補鉀。

血壓下降，給予升壓藥時，宜用多巴胺、間羥胺等對血液微循環和腎血流量影響小的藥物。

乳酸性酸中毒的預防

由於乳酸性酸中毒的病死率非常高，因此要加強預防，其預防措施如下：

凡有肝腎功能不全者最好不用雙胍類降糖藥，發生糖尿病性心臟病時易引發心衰，腎循環障礙也可影響雙胍類藥物的排泄，故宜慎用；避免使用乙醇、甲醇、木糖醇、水楊酸鹽、異煙肼等藥物，慎用普萘洛爾等藥物；儘量不用果糖、山梨醇，而採用葡萄糖；凡有休克、缺氧、肝腎衰竭狀態酸中毒者，應以糾正缺氧、缺血、休克為基本措施，避免本症的發生。

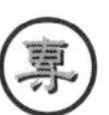

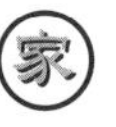

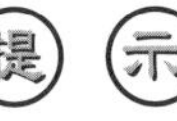

糖尿病患者為了防止出現乳酸性酸中毒，一定要戒酒、戒菸，並注意控制飲食。

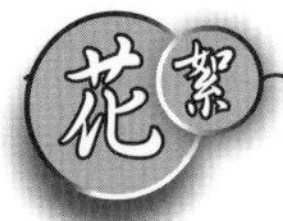

糖尿病患者發生乳酸性酸中毒的原因

為什麼糖尿病患者易發生乳酸性酸中毒呢?原來糖尿病患者存在糖代謝障礙，導致丙酮酸氧化障礙及乳酸代謝缺陷，平時即存在高乳酸血症。糖尿病性急性並發症如感染、酮症酸中毒等，可造成乳酸堆積，誘發乳酸性酸中毒。糖尿病性慢性併發症如合併心、肝、腎臟疾病，會使糖化血紅蛋白水準增高，造成組織器官缺氧，引起乳酸生成增加；肝腎功能障礙又可影響乳酸的代謝、轉化及排出，進而導致乳酸性酸中毒。

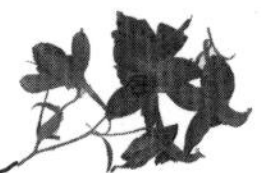

糖尿病足的防治方法

糖尿病足的治療應以預防為主，那麼，我們應該怎樣進行預防呢？

每天仔細檢查足部情況

每天睡覺前，糖尿病足患者必須要檢查足部，看有沒有受傷。最好請家人幫忙查找，看有沒有傷口，一點細小的損傷也不能放過。如果患者獨居，就要準備一塊鏡子，每天照看，包括腳背、腳底、腳丫，都要檢查清楚；同時應仔細觀察皮膚的顏色、溫度、濕度，檢查有沒有水腫、皮損、疼痛及血管搏動、感覺、運動、反射情況以及水泡、皮裂、磨傷、雞眼、胼胝、足癬、甲溝炎等，若發現應及時處理及治療。

保持足部衛生

洗腳非常重要，每晚用溫水（39～40℃）及軟皂洗腳，水溫不能太高，以免燙傷皮膚。泡腳時間也不宜過長，不要超過10分鐘。洗完後用柔軟、吸水力強的毛巾擦乾腳趾縫。

足部皮膚保持滋潤

患者每天要塗抹羊脂油類潤滑劑充分滋潤雙腳，並輕柔地按摩皮膚。患者如果是汗腳，出汗過多也容易引起真菌感染，建議在洗腳時用醫用酒精擦拭腳趾縫，還可以在洗腳水中加少量醋，因為酸性環境不利於真菌生長。

選擇合適的鞋襪

糖尿病患者的鞋應寬大、舒適、合腳，使足趾在鞋內能完全伸直，並稍可活動，鞋的透氣性要好，以布鞋為佳；不宜穿尖頭鞋、高跟鞋、暴露足趾和露足跟的涼鞋，切忌赤足走路或穿拖鞋外出，不要光腳穿鞋。

提倡穿棉線襪子，襪子要軟、合腳，襪子尖部不要過緊，不穿鬆緊口襪子，不穿有洞或修補不平的襪子；不宜穿著不透風的尼龍滌綸襪；汗多者應多準備幾雙鞋、襪以備更換，以便保持鞋內乾燥，不宜使用爽身粉吸水，以防毛孔堵塞而感染；穿鞋前應檢查鞋內有無沙石粒、釘子等雜物，以免腳底出現破潰。

控制體重、血糖、血壓和血脂

積極治療糖尿病時，應嚴格控制體重、血糖；合理分配飲食，嚴格控制高血脂及各種導致早期動脈粥樣硬化的因素。

避免肢端皮膚受損

即使肢端皮膚輕微受損也可導致嚴重壞疽。不貼有損皮膚的膠布，嚴禁使用強烈的消毒藥如碘酒、苯酚等，腳趾甲也不宜剪得太短，應與腳趾相齊。去除老皮時要以柔軟的刷子或細緻的浮石、海綿輕輕地擦洗。避免燙傷，勿用太熱的水泡腳或用其他的足部保暖裝置。

堅持適當的足部運動

糖尿病患者應堅持每日運動，如每天堅持小腿和足部運動30～60分鐘或輕輕按摩足部及小腿，可改善局部血液循環，防止肢端壞疽。

不良的生活習慣一定要改掉

糖尿病患者應絕對禁止吸菸、喝酒，這樣做對防止血管和神經病變非常有益。

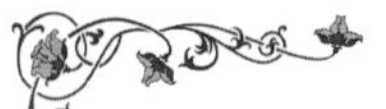
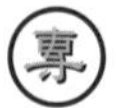

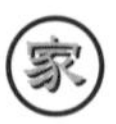

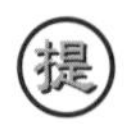

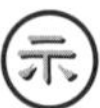

足部變形的糖尿病患者可選擇穿特製的保護鞋，這種量身訂製的保護鞋可有效分散皮膚易損點的壓力，預防糖尿病足的發生。

糖尿病患者克服性障礙的方法

研究表明80%～90%的糖尿病患者往往會伴隨不同程度的性功能下降，其中男性多表現為勃起障礙（ED），女性多表現為性慾冷淡。

男性糖尿病患者陽痿的症狀會隨病情的加重而逐漸加重。患者最初有正常性慾，可以射精並存在性高潮，僅有陰莖勃起不堅的症狀。隨著糖尿病病程的延長，可逐漸發展成完全性陽痿。

1%～2%的糖尿病患者會發生逆行射精，即性高潮時精液不從尿道外口射出，而是逆流到膀胱，這與患者支配膀胱頸的植物神經受損有關，是由射精時本應處於閉合狀態的膀胱頸變為開放狀態而導致的。

女性糖尿病患者早期時性慾正常，性興奮階段陰道潤滑度也很正常，但性高潮喪失者較多見。病程長者由於神經病變嚴重，加之陰道乾燥，容易發生陰道炎等婦科炎症，可導致性交困難。

需要指出的是性生活過程不會加重糖尿病患者的病情。但當糖尿病出現嚴重併發症時，健康的配偶要諒解患者，不能勉強行事，否則有可能產生不良後果。

糖尿病患者可以進行正常的性生活，但已有較重併發症，尤其是心、腦、腎受到損害的患者，性生活不宜過度，情緒不宜激動。

糖尿病患者的性生活要根據個人的情況而定，病情輕的，年齡小的，性慾正常的，可以過正常的性生活，但要節制；病情重一些的，年齡大一些的，雖有性的要求，也要比正常人減少2／3，而且要改變性生活的方式，適可而止。不但要避免動作激烈的性交，而且應把性生活的重點放在愛撫上面。

對發生性功能障礙的患者，可以採取綜合治療的方法：一是心理調節，比如克服悲觀情緒，樹立信心；消除焦慮、緊張造成的精神負擔，使他們從精神到肉體都得到放鬆，保持心情愉快，對克服性功能障礙均有幫助。

二是食物調治，提高機體的抗病能力。平時可結合糖尿病患者的飲食適當多食海蝦、麻雀肉、泥鰍、黃花魚、甲魚、兔肉、韭菜、驢肉、核桃、芝麻、黑豆等，以幫助改善患者的性功能。

專家提示

愛人的支持對有糖尿病性功能障礙的人來說非常重要。因此，愛人要經常鼓勵他們，支持他們積極地進行治療。

防治糖尿病腎病的成功之路

糖尿病腎病是糖尿病併發症之一，其危害非常大。如何有效防止糖尿病腎病病情的進一步惡化，是許多患者關注的焦點。

下面就介紹幾種能有效控制糖尿病腎病的方法。

控制高血糖

患者從患糖尿病起就應積極控制高血糖，而且一定要使血糖嚴格達標。因為血糖控制得越理想，患糖尿病腎病的概率就越低。

血糖的達標值為：空腹血糖＜6.1毫摩爾／升，餐後血糖＜8.0毫摩爾／升，糖化血紅蛋白＜6.5%。年齡大的特殊人群可適當放寬標準。

控制高血壓

積極控制高血壓，使其嚴格達標。因此患者要少鹽飲食，適當鍛鍊，積極補鈣。血壓已高者要在醫生指導下堅持服用降壓藥。

血壓的達標值為：無腎損害及尿蛋白＜1.0克／天者，血壓應控制在＜130／80毫米汞柱；尿蛋白＞1.0克／天者，血壓應控制在＜125／75毫米汞柱。

控制高血脂

低密度脂蛋白、膽固醇增高也是引發腎病的危險因素。因此有血脂紊亂者，還應進行調脂治療。

血脂的達標值為：總膽固醇＜4.5毫摩爾／升，低密度脂蛋白＜2.6毫摩爾／升，高密度脂蛋白＞1.1毫摩爾／升，甘油三酯＜1.5毫摩爾／升。

定期體檢

糖尿病腎病是無聲的「殺手」，其早期無任何症狀，因此患者必須堅持定期體檢，其中特別要檢查尿微量白蛋白。需提醒的是：2型糖尿病確診時，即應行尿微量白蛋白篩查；1型糖尿病患者發病5年後可開始進行篩查。

凡初次篩查未發現微量白蛋白尿者，以後每年都應進行一次檢查。

藥物治療

一旦出現微量白蛋白尿，不管有無高血壓，都要在醫生指導下服用血管緊張素轉換酶抑制劑或血管緊張素受體阻滯劑類藥物。這些藥物不僅能降血壓，還能減少尿白蛋白，延緩腎受損的進展。

合理膳食

限制蛋白質攝入量是延緩糖尿病腎病發展的重要手段，且應根據腎病發展的不同階段採取不同限量；少鹽飲食可幫助控制血壓和水腫；補充鐵質、鈣質有助於腎臟的恢復。

戒　菸

吸菸會使腎功能加速下降。吸菸的糖尿病患者腎功能衰退速度比不吸菸患者快得多。因此，您如果有吸菸習慣，從現在開始就要立即戒掉。

防治泌尿系統感染

糖尿病患者易發生泌尿系統感染。發生泌尿系統感染後要立即進行正規的抗生素治療，以免使原本已受損的腎臟「雪上加霜」。

避免使用損傷腎臟的藥物

有些藥物會損害腎功能，如以腎臟排泄為主的藥物，腎功能不全者不宜服用。因此，糖尿病患者服藥前一定要閱讀說明書或向醫生諮詢。

透析和腎移植

當腎出現衰竭後，患者須遵從醫生建議，及時透析或進行腎移植，便可重獲健康生活。

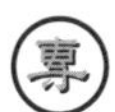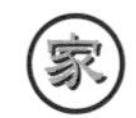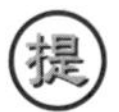

為了預防糖尿病腎病，糖尿病患者還要注意增加飲水量，防止尿路感染，減少腎盂腎炎的發生率。可多喝白開水、淡茶水，最好是多喝綠茶。養成良好的衛生習慣，勤清洗，尤其是女性，應做到每天更換內褲，減少發生尿路感染的概率。

糖尿病患者夜間低血糖的急救措施

老年糖尿病患者多患2型糖尿病，2型糖尿病患者夜間發生低血糖的主要原因有下面幾種：

★患者在家使用胰島素不規範，對長效和短效胰島素的劑量和維持時間掌握得不是很好；

★進食的晚餐較少，晚飯後活動過多又未補充食物；

★大便次數多，以致營養物質丟失增加。

老年糖尿病患者夜間發生低血糖多在熟睡時，時間一般在凌晨1～3點鐘，主要症狀為頭暈、出汗多、全身發抖，甚至手腳抽搐或昏迷，如不及時搶救就會危及生命。

當糖尿病患者出現低血糖時，家屬首先要冷靜，給患者吃些糖果或喝適量25%葡萄糖水，同時應快速檢測患者的血糖，做到心中有數。經過處理後，多數患者低血糖症狀可自行緩解，有條件者也可在床邊靜脈注射25%～50%葡萄糖20～30毫升，以快速糾正低血糖重症狀，然後急送附近醫院做進一步的治療。

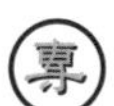

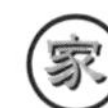

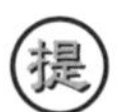

家中如有糖尿病患者，一定要備有快速血糖檢測儀，身邊放有含糖食物，單獨外出時應隨身帶上醫療急救卡和果糖、開水及餅乾等食物，以便應急。

第

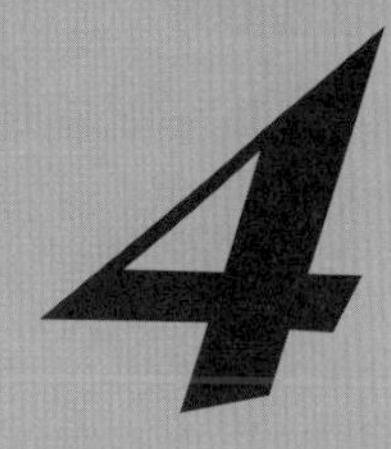

章

重視生活細節，遠離糖尿病

目前大多數糖尿病患者只重視糖尿病的飲食治療和藥物治療，往往忽視了日常生活中的護理問題。其實生活中的很多細節往往會成為影響糖尿病防治的重要因素，不容忽視。因此，要想做好糖尿病及其併發症的防治，一定要重視生活細節。

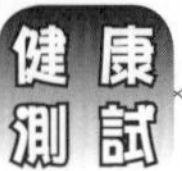

你屬於易胖體質嗎？

肥胖是糖尿病發生、發展的重要危險因素之一。防治糖尿病，應控制好自己的體重。你容易長胖嗎？不妨做個自我檢測吧。

你具備以下哪幾個特徵，在符合自己情況的選項上打「✓」。

(1) 經常有口乾舌燥的感覺。

(2) 尿液少而且顏色偏黃。

(3) 經常發生便秘，糞便又乾又硬。

(4) 極怕熱，身體溫度偏高。

(5) 身體常出現水腫的現象。

(6) 喜歡喝冷飲。

(7) 臉色發紅，或經常出現面紅耳赤的情形。

(8) 肌肉結實肥厚。

測試結果：

以上8個特徵中，如果打鉤選項超過3個，說明你是易胖體質，患糖尿病的概率可能會大一些；打鉤的特徵越多，表示你身體的易胖因子越多，也說明你越容易患糖尿病；如果打鉤的特徵在3個以下，說明你屬於易瘦體質，不用擔心發胖的問題。

糖尿病患者春季的護理方法

對糖尿病患者而言，春季是危險的季節，極易感染各種疾病。這是因為血糖高會使病毒、細菌更易繁殖；而且糖尿病患者的白細胞殺菌能力有所減弱，免疫力有所下降，稍不注意便會誘發感染，發生新病或者舊病復發。

因此，糖尿病患者一定要做好春季的護理工作。

遵循「春捂秋凍」的原則

春季糖尿病患者抵抗力弱，特別容易受涼感冒，引起感染，從而使血糖控制難度加大，病情加重。因此在春季，糖尿病患者不能突然驟減衣服，應時刻注意保暖，順應氣候，捂得適當，才能預防寒氣入侵。

做體檢

一年之計在於春，糖尿病患者也應進行體檢，對身體情況做個盤點。醫生建議，糖尿病患者可在春季檢查糖化血紅蛋白、血脂、血壓，以便對自己的身體有一個全方位的瞭解。

注意飲食

中醫認為糖尿病患者春季飲食宜「省酸增甘以養脾氣」，也就是說，如多食酸性食物會使肝火偏亢，損傷脾胃，故應多食富含優質蛋白質、維生素、微量元素等食物，如瘦肉、禽、蛋、新鮮蔬菜、水果等，以養陽斂陰，養肝護脾，防止各種維生素缺乏症的發生。

不能忽視腳部的護理

糖尿病患者大多有血管病變和神經病變。春季天氣轉暖，很多平時腳汗較多的患者足部皮膚容易發生破損或潰瘍，經久不癒會形成糖尿病足，這是糖尿病常見的併發症，是一種損及神經、血管、皮膚，甚至骨骼並致其壞死的慢性進行性病變。它會繼發感染，嚴重的還會發展為壞疽，導致截肢。

因此，糖尿病患者在春天應穿寬鬆的棉襪和布鞋，剪趾甲時不宜剪得過短，經常檢查足部情況，如發現有水泡、皮裂、磨傷、甲溝炎等症狀，應及時治療。

專家提示

春季時，糖尿病患者可以多吃下面這幾種蔬菜：紫菜，其多糖能顯著降低空腹血糖；苦瓜，可用其煎湯或做涼菜，經常食用可明顯降低血糖；山藥，其含有多巴胺、鹽酸山藥苷、多種氨基酸等物質，對糖尿病有較好的預防和治療作用；還可多食用胡蘿蔔、洋蔥、大蒜、黑木耳等蔬菜。

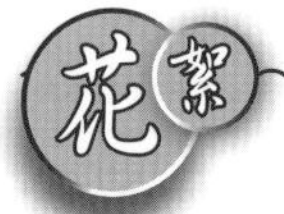

糖尿病患者春季的運動

春季時，糖尿病患者也不能忽視運動。要知道運動是糖尿病治療的基礎方法之一，運動本身有提高胰島素敏感性、有利於控制血糖、矯正肥胖體形和改善機體各系統的生理功能等作用。患者在醫生指導下堅持運動鍛鍊，能提高工作效率和生活品質，有利於控制糖尿病的發生率，延緩慢性併發症的發生和發展。需要注意的是糖尿病患者鍛鍊時最好有人陪伴。

另外，要保持體液的平衡，每次鍛鍊前可適當喝水。

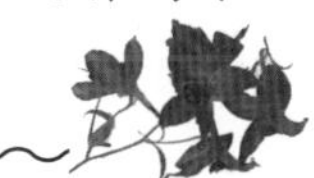

糖尿病患者如何安然度夏？

夏季氣溫高，天氣炎熱，人們出汗較多，水分丟失相對增多，易造成體液代謝的失調和中暑。此外，夏季時人的抵抗力會相對減弱，細菌、病毒會乘虛而入，糖尿病患者就更易遭受侵襲了。為了平安度過炎夏，糖尿病患者應注意以下幾個方面。

預防腹瀉

炎夏，飯菜容易變質，人進食變質食物後容易引發急性胃腸炎，導致嘔吐、腹瀉等。這對糖尿病患者非常不利，因為感染不但容易引起血糖波動，嚴重時還可導致糖尿病急性併發症。

科學補水

夏季氣溫高，出汗多，血液濃縮，會造成血糖升高，尤其糖尿病患者更會覺得口乾難耐，此時宜多飲水，以補充體內水分的不足。

一般來講，平時糖尿病患者需要補水800～1000毫升，夏季可增加到1500～2000毫升，以溫開水、清茶為宜。需要指出的是糖尿病患者不可貪涼食、冷飲，以免損傷腸胃；也不可飲用含糖飲料，以免引起血糖升高。

監測血糖

夏季血糖容易變化，糖尿病患者要經常監測血糖，儘量使空腹血糖穩定在4.4～6毫摩爾／升，餐後血糖穩定在5.5～8毫摩爾／升。如不達標，應及時就醫，調整治療方案。

預防中暑

糖尿病合併神經病變的患者體溫調節能力較差，容易中暑。特別需要提醒的是，當空腹血糖超過11毫摩爾／升時，更易發生中暑。

適量運動

在夏季，糖尿病患者也不能放鬆運動，要根據病情，量力而行。早晚氣溫相對較低，可適當運動，如散步、做操、跳舞，尤其是輕鬆的散步非常有利於糖尿病患者的康復。但需要注意的是，糖尿病患者應避免在過熱或過於潮濕的環境中進行運動，也不要做強度過大的運動，在運動的過程中要及時補充水分，以免出現中暑、脫水或低血糖症狀。

吃些有利降糖的食物

夏季，人體會比以往產生更多的有毒物質，因此應多吃有排毒作用的食物，如動物血、大蒜、海帶等。另外，可在三餐中留出少許飲食量，放在餐後2～3小時進食，使血糖既能滿足人體熱量需求，又不至於過高。夏季水果多，水果中含有豐富的維生素和微量元素，對提高胰島素的降糖活性非常有利。

糖尿病患者如果血糖控制得當，可在兩餐之間，適當進食一些水果，如梨、桃等，西瓜每天可吃50克左右。含葡萄糖較多的葡萄、香蕉等應避免食用。

不穿涼鞋

夏季氣溫高，許多糖尿病患者喜歡穿涼鞋，其實糖尿病患者應選擇合適的軟底鞋，以免足部皮膚與涼鞋摩擦而破潰。一旦足部皮膚破損，必須要「小題大做」，及時去醫院治療，千萬不要自行塗藥，以免引發感染。

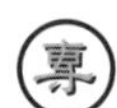

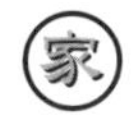

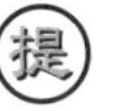

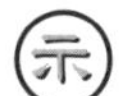

由於夏季天氣炎熱，失眠、急躁、煩悶和情緒波動可能會影響到糖尿病患者的病情，使血糖升高。血糖的波動又會引起精神緊張，如此惡性循環，容易誘發心腦血管意外症狀的發生。

因此，夏季時，糖尿病患者更應注意控制情緒，失眠時可用一些鎮靜安神藥品，以保證有良好的睡眠。

糖尿病患者過秋要防燥

研究表明糖尿病患者的血糖波動與季節密切相關。秋季天氣乾燥，氣溫多變，糖尿病患者要注意養生和調養。

秋季，糖尿病患者可從以下幾個方面進行調養：

注意滋潤養陰

秋季天氣乾燥，而糖尿病患者多為陰虛燥熱的體質，對燥邪更為敏感，所以要注意防燥。

秋季飲食應以甘淡滋潤為主，梨、柑橘、荸薺、枇杷等秋令水果都有很好的滋陰潤肺功效。蘿蔔、黃瓜、冬瓜、花菜、白菜等應時蔬菜性質寒涼，有生津潤燥、清熱通便之功，其所含的維生素C、維生素B及無機鹽、纖維素可改善燥氣對人體造成的不良影響。開水、牛奶、果汁飲料等流質可少量多飲，能起到養陰潤燥作用。秋季應少吃生冷、辛辣、油炸、火烤的食物，如蔥、薑、蒜、烤羊肉、炸雞腿等，以免傷津耗液，加重秋燥的各種症候。

注意起居規律

傳統醫學認為：「秋三月，天氣以急，地氣以明。早臥早起，與雞俱興。」這是順應秋季養生之道的起居方式。秋天陽氣逐漸收斂，陰氣逐漸增長，糖尿病患者應根據四季陰陽變化，早睡早起，起居要規律。需要指出的是，初秋天氣變化無常，而糖尿病患者免疫力低下，最易感冒，特別是老年患者應及時增減衣服，謹防感冒。

保持快樂的心情

深秋凋零的景象，容易使糖尿病患者情緒不穩，導致血糖出現波動。我國古代醫書《素問》中說：「秋三月，使志安寧，以緩秋刑；收斂神氣，使秋氣平；無外其志，使肺氣清。」即心情要保持安寧，切忌暴躁易怒，注意收斂神氣。

這時，患者可透過參加一些適合自己的活動，如品茗、下棋、練書法、吟詩誦詞、賞花、繪畫等怡情養性，保持心情愉悅，以利於血糖穩定。

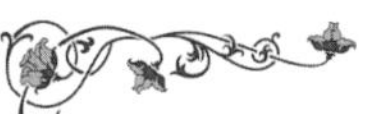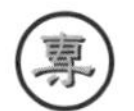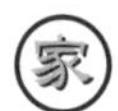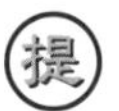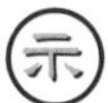

糖尿病患者在秋季若能做到飲食、起居、情志、運動順應秋時，就能有效地控制血糖，減少併發症的發生和發展。

糖尿病患者冬季的護理方法

冬季氣候寒冷，對糖尿病患者來說是一個非常難熬的季節。之所以這樣說，是因為糖尿病患者往往因受涼感冒而使得血糖控制不佳，有的患者還因足凍傷、龜裂而出現感染，甚至壞疽。此外，由於氣候寒冷，許多患者不願外出運動，導致體重增加，血糖、血脂升高。

那麼，糖尿病患者怎樣做才能渡過漫漫長冬呢？

避免感冒

在前文中也說過，感冒會嚴重危害糖尿病患者的健康。一旦患了感冒，肺炎、心臟病常會緊隨其後。感染嚴重時，血糖也會「湊熱鬧」，甚至引發酮症酸中毒，危及患者生命。

為了在冬天避免感冒，糖尿病患者可從秋天起進行禦寒鍛鍊，如堅持用冷水洗臉，經常進行臉部、耳部的按摩等；適時增減衣服，不要過早穿上厚棉衣，以免稍一活動就出汗，這樣更容易感冒；注射流感疫苗對預防感冒也很有效；可以用無花果、羅漢果和金銀花等泡水代茶飲；飲食宜清淡，避免辛辣食物；每天飲水不少於1500毫升。

堅持運動

即使在寒冷的冬天，糖尿病患者也不能忽視運動的重要性。鍛鍊時，患者應戴上手套、帽子，穿上保暖性能好的棉質運動服、舒適的運動鞋。

每次運動時間以20～30分鐘為宜，每天兩次，散步、慢跑、踢毽子、打羽毛球皆可。

牢記冬季飲食要點

對糖尿病患者而言，冬天的飲食宜清淡，同時應注意膳食均衡，主食和蔬菜要多樣化，粗糧和大米、白麵要搭配食用，精菜和野菜也要交替食用。

當血糖控制基本滿意時，可在兩餐之間吃少量的低糖水果，如奇異果、蘋果等，每次不可超過200克，同時應減少25克主食。

注重冬季護膚

在乾冷的冬天，許多糖尿病患者的手腳皮膚會乾裂，到了晚上又癢又痛。還有的患者沒有注意足部保暖，出現了凍傷。對糖尿病患者而言，皮膚的任何一點破損都可能導致嚴重感染，甚至一發不可收拾。因此，皮膚保護應成為每位患者必須重視的任務。

比如做家務時，最好戴上橡膠手套；平時用肥皂洗手後，應塗抹適量潤膚油；老年患者每週洗兩三次澡就可以了，每次10～15分鐘，沐浴液應選擇溫和滋潤型的，儘量少用肥皂，也不要用粗糙的浴巾使勁搓皮膚。

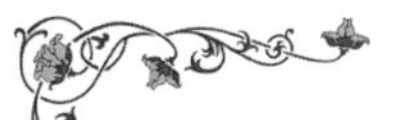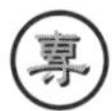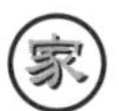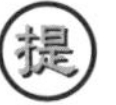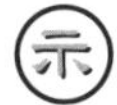

冬季為了控制飲食，糖尿病患者可用白菜、豆腐、木耳、蘑菇、肉類做成沙鍋菜，味道也很好。在肉類的選擇上，以白色的魚肉、雞肉為好，也可選擇少量豬肉、牛肉或羊肉。

給糖尿病患者的三點忠告

有些老年糖尿病患者除血糖偏高外，還常伴有血脂偏高、腎臟併發症等問題。

下面是糖尿病專家給這類糖尿病患者的三點忠告：

忠告一：少油少脂

有血脂偏高問題的糖尿病患者應先檢查自己的一日三餐，一些會使血壓、脂肪上升的食物，如肥肉、五花肉、豬油、豬皮、雞鴨皮、動物內臟、蟹黃、魚卵、蹄，或者油炸、油煎食物等，應避免食用，至少要控制好進食量。

可多吃魚肉，因為大部分的魚肉所含脂肪量比豬、牛、羊肉少。烹調時，也應避免使用動物油、奶油、椰子油、棕櫚油或含油高湯，儘量用菜油、沙拉油或茶油。日常飲食應以清淡為主。

如果糖尿病患者併發腎臟病變，出現蛋白尿、少尿、電解質不正常、高血壓、水腫等症狀時，飲食上應限制蛋白質的攝取，並且要注意食用的蛋白質品質是否合格，每天食入的蛋白質來源應至少有2 / 3是來自優質動物性蛋白，如肉類、蛋、奶類，其餘1 / 3由黃豆製品、米飯、蔬菜供應。

若需要限制磷的攝入，應避免食用各類乳製品、蛋黃、內臟、汽水、可樂、堅果類、全穀類等食物；肉食宜白水煮熟後烹飪，以幫助脫磷。

忠告二：低鹽、低糖、高纖維

糖尿病腎病患者同時應避免攝取過多的鈉鹽，以免造成水瀦留，加重水腫，每日食鹽量應不超過5克。

含鈉鹽較高的食物是：調味料有豆瓣醬、辣椒醬、蠔油；醃製品有醬菜、醬瓜、醃菜、泡菜、榨菜、鹹菜、雪裏紅；加工食品有肉鬆、肉乾、火腿、臘肉、鹹蛋、滷味、香腸等。

另外，糖尿病患者應少食含糖高的食物，多食高纖維食物，如蔬菜、水果、燕麥、豆類等，它們富含纖維、類黃酮素、抗氧化維生素等，具有保護心血管的作用，對輔治糖尿病非常有益。但當血鉀過高時，為減少鉀的攝取，應避免生食蔬菜；咖啡、濃茶也應避免飲用。

忠告三：控制體重，多運動

糖尿病患者大多存在肥胖的問題。肥胖者應積極減肥，因為肥胖不單單只是身材的問題，還可能帶來健康上的隱憂。

適當地控制熱量及做有氧運動，可有效化解肥胖的困擾，並且有助於血脂正常化，提高胰島素的敏感性，但運動過程中要預防低血糖。

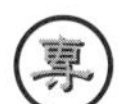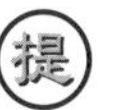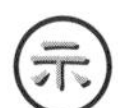

專家提示

在生活中，糖尿病患者應遠離空調，使用電風扇與電熱褥時也應該謹慎。

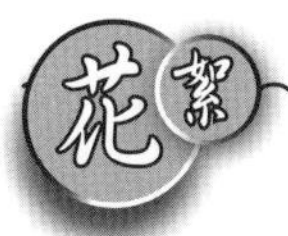

肥胖病、高血壓病、高血脂症與糖尿病的關係

科學研究表明，在肥胖病、高血壓病、高血脂症和糖尿病這幾種疾病中，患有其中一種疾病者，患其他疾病的概率會增大很多，因此有人將肥胖病、高血壓病、高血脂症和糖尿病看做是四個「難兄難弟」。

醫學上，將以胰島素抵抗為病理基礎的多代謝症候群，包括肥胖、高血糖、高血壓、高血脂症、高尿酸血症、脂肪肝等稱為代謝綜合徵。其中，甘油三酯增高、向心性肥胖和糖耐量低下構成了三大危險因素，並已明確是糖尿病和心臟病的先兆。在血糖正常的人群中，10%的成年女性、15%的成年男性有代謝綜合徵表現。

研究明確表明，臨床上已經診斷的2型糖尿病僅是浮出水面的冰山一角，更大的隱患在於包括肥胖、高血脂、高血壓等在內的代謝綜合徵。代謝綜合徵所伴有的每個危險因子都具有獨立的作用，合併在一起可產生協同放大的效果。因此，對於上述四種慢性疾病的治療，必須超越傳統的單純降糖降脂等措施，而應基於對代謝綜合徵的整體治療，將防禦線進一步前移，強調早期干預，以延緩糖尿病、心血管病等的發生和發展。

糖尿病患者的衣著有講究

糖尿病患者的衣著應以舒適、保暖、透氣性好、穿脫方便為主，不能一味地貪圖「風度」「時髦」。冬季，由於體內血管收縮明顯，如果女士穿緊身衣裙，男士穿西裝、打領帶，勢必會加重體內血液循環的不暢；夏季，由於體內血管舒張，如果女士仍著透氣性差的緊身衣、牛仔褲，男士也依舊長衣、長褲，一定會導致出汗較多，使體內缺水加重，導致皮膚更加乾燥。

此外，患者也許還在堅持體育鍛鍊（運動療法），由於體質較差，稍一運動就會出汗，如果穿著不適（穿得過多、衣服透氣性差、穿脫不便），就很可能達不到鍛鍊的目的，反而加重了病情。

從衣著的角度養治糖尿病，做起來既容易又不容易，就看患者是否重視。比如，患者打算到醫院復查，在秋季早晚溫差較大，清晨出門時，需要多加一件外套，最好帶上一瓶涼開水；中午氣溫升高時，應及時補充水分，而且炎熱的夏季難免出汗，尤其應注意貼身的衣服要透氣、吸汗等。如果穿化纖面料的衣服，既不透氣，使身體不能很好地散熱，導致出汗更多，而且又不吸汗，汗水只能附著在面料的表面（在衣服內面，臨近身體皮膚的一側），冰涼的汗水再貼到身體時，會使正在散熱的皮膚不能適應，很容易感冒。

這些看起來似乎都是生活中的瑣碎細節，但它們能保證患者良好的生活品質，所以不能忽視。

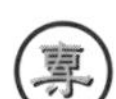
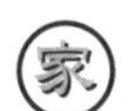
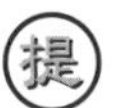
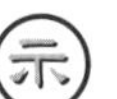

老年糖尿病患者不宜總穿布鞋。儘管布鞋的優點是柔軟、輕便、價廉，可是就因為它太軟，針、石子等極容易扎破鞋底，使腳部受到感染。

糖尿病患者日常生活10宜

在日常生活中，糖尿病患者宜做到下面這10點：

宜心態平衡

當人處於心態失衡狀態時，植物神經功能會發生紊亂，內分泌失調，交感神經會高度緊張和興奮。而在大腦的調控下，機體為調節各種刺激，會使腎上腺分泌更多的腎上腺素，使得兒茶酚胺等激素釋放入血液中，以滿足大腦調度興奮和肌肉能量的需要。

此外，這些激素還可間接地抑制胰島素的分泌、釋放，以提高血中葡萄糖的含量來滿足機體應付緊急狀態的需要。如果這種不良心理因素長時期存在，很容易引起胰島β細胞出現功能障礙，從而使胰島素分泌不足成為一種定勢，進而導致糖尿病或加重病情。

宜保持健康情緒

一般來說，人的身心是相互影響、密切聯繫的統一體，健康的情緒能加速消除疲勞，而消極的情緒則只能讓人身心疲憊。現代醫學研究證實，心理因素影響糖尿病的物質基礎是腎上腺素。過度焦慮、脾氣暴躁的患者，其血液中的腎上腺素含量較高，易引起血糖升高；同時也使血小板功能亢進，易造成小血管栓塞，從而誘發各種併發症。

同時，情緒波動能夠引起交感神經興奮，促使肝臟中的糖原釋放並進入血液，從而使血糖水準升高，導致糖尿病患者病情加重或治療效果降低。因此，糖尿病患者必須注意控制情緒，時刻保持情緒穩定。在使用藥物治療的同時，應加強心理治療。

宜適量飲水

適量的飲水對糖尿病有好處，主要表現為以下幾個方面：喝水有利於體內代謝毒物的排泄；喝水有預防糖尿病酮症酸中毒的作用，酮症酸中毒時更應大量飲水；喝水可改善血液循環，幫助老年患者預防腦血栓的發生；嚴重腎功能障礙患者出現尿少、水腫症狀時，要適當控制飲水。

宜靈活加餐

靈活加餐是一門很大的學問，對防止糖尿病患者的低血糖反應十分重要，尤其是皮下注射胰島素的患者。適當而科學地加餐能使病情得到穩定，減少藥物的用量，有效防止血糖出現大幅度的波動。

臨床上經常見到一些注射胰島素的患者晚上睡覺前尿糖呈陰性，早晨起床時空腹尿糖反而呈陽性。經進一步觀察發現，他們中除少數患者屬黎明現象外，多數患者屬夜間低血糖引起的晨起高血糖。

對於這種現象，患者可以在晚間適當加食一些品種豐富的食物，除了主食之外，最好配備一些含優質蛋白質的食物，如雞蛋、瘦肉、魚蝦等，因為這些食物中所含的蛋白質轉變成葡萄糖的速度較其他食物緩慢而持久，這樣一來，患者的晨起血糖就容易控制。

還有一些糖尿病患者病情極不穩定，常有心悸、手顫、多汗、饑餓等低血糖反應；當出現這些反應時，應立即吃1塊糖或一小塊饅頭，以緩解病情發作。同時，發作前如能少量進餐，常可使血糖保持在相對穩定的狀態，預防低血糖反應的發生。

宜講究飲食衛生

糖尿病本身就是一種代謝性疾病，所以，患者在飲食方面特別要注意食品衛生，防止食品污染和有害因素對代謝功能造成進一步的損害，把好「病從口入」這一關。

宜飲茶水

喝茶有提神、健腦、利尿、降壓、降脂等多種功效，但睡前最好不要喝過多的茶，以免影響睡眠。

宜適量吃海魚　魚肉中含有的一種脂肪酸具有保護心臟的作用，它不僅可以降低血黏度，而且還可以降低心律不整和動脈硬化發生的概率。魚油還可以減輕關節疼痛，並有健腦功效。

宜適當爬山

爬山可以提高腰腿部的力量、耐力以及身體的協調平衡能力等，並且可以加強心、肺功能，增強抗病能力。在爬山過程中，腿部大肌群參與較規律的運動，且有一定的負荷，這樣就可以促進血液循環，使更多的毛細血管張開，加強氧交換，加速新陳代謝，增強人體對胰島素的敏感性，有利於更好地控制血糖。

爬山也應注意如下問題：首先要注意循序漸進，不可突然加大運動量和運動強度；其次要適可而止；另外最好在爬山前少吃一些食物或在飯後1小時開始爬山。如在微血管發生病變、大動脈硬化發生病變、血糖不穩定以及在用過胰島素後藥物發揮作用時，還有身體較虛弱時，患者應在醫生指導下做一些輕微的運動。

宜定期檢查

糖尿病患者的定期檢查很重要，這有助於監控病情的發展，為藥物的使用和調整提供依據，增加藥物的療效，減少不良反應，使患者及早檢查發現併發症並及時進行治療。

宜保持口腔清潔

糖尿病還會引起口腔疾病。口腔疾病如果控制不好也會使糖尿病病情加重，進而引起牙病，因此糖尿病患者應注意口腔衛生，隨時清潔口腔。

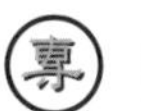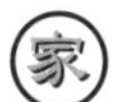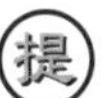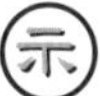

如果糖尿病患者食用海魚時飲用大量啤酒，會產生過多的尿酸，從而引發痛風。此外，如果尿酸過多，還會沉積在關節處或軟組織中，從而引起關節和軟組織發炎，甚至還會引發腎結石和尿毒症。

糖尿病患者日常生活17忌

在日常生活中，糖尿病患者應忌做下麵這17件事：

忌飲酒

所有酒中都含有一定量的酒精，而酒精在體內要由肝臟來進行代謝。糖尿病患者由於糖代謝紊亂，不能像正常人那樣在肝臟內貯存葡萄糖，所以肝臟代謝能力較差；糖尿病本身能引起糖尿病性肝病，酒精又會加重肝病變，如引起脂肪肝等，嚴重時還可導致肝硬化。

另外，過量飲酒會導致高血脂，加速糖尿病患者的高血壓及動脈硬化的發生和發展；過量飲酒還會抑制肝糖原的分解，引發低血糖並掩蓋低血糖症狀而對患者造成不利。長期飲酒還可能導致腸道營養物質的吸收出現障礙，造成相應的營養物質及維生素的缺乏，進而導致重症糖尿病的發生。

而重症糖尿病可併發有肝膽疾病、心血管併發症等，所以，糖尿病患者應忌飲酒，尤其是正在服用胰島素和口服降糖藥進行藥物治療者，更不宜飲酒。因為酒中含有大量熱量，每克酒精能釋放出30焦熱量，如果只忌澱粉而不忌酒的話，血中的糖量同樣會急劇上升。

還有更重要的是，胰島素能增強酒精的毒性，如果患者正在服用或注射胰島素，將更容易引起酒精中毒。

忌吸菸

香菸中的菸鹼會直接刺激腎上腺素的分泌，造成血糖的升高。同時，少量的菸鹼對中樞神經有興奮作用，但量大時，作用則相反，可對中樞神經起麻痹和抑制作用。可見，吸菸會使血糖水準升高並能降低胰島素的敏感性，對胰島素的分泌產生不良影響，這對糖尿病患者極為不利。所以，糖尿病患者應忌吸菸。

忌心理壓力大

生活在快節奏、繁忙的現代社會中，人們常常感覺有許多事情需要做，不得不承受來自各個方面的精神壓力，如學習、工作中的競爭，家庭負擔等。這些壓力對人們既有好處，同時也有不良影響。

不良影響包括兩個方面：一是生理反應，如呼吸、心跳加快，血壓、血糖升高等，使人感到胸悶、頭痛、頭暈、疲乏等；二是心理反應，如有的人感到焦慮不安，有的人對既成事實仍表示懷疑，甚至否認它的存在，有的人則表現為恐懼、憤怒等。

無論是什麼樣的壓力，都能使人體內的血糖升高，尤其是胰島功能較差的糖尿病患者血糖升高得更多。

忌高溫烹飪

按照中國人的飲食習慣，在烹飪時強調爆炒、油炸等高溫烹飪。可是據研究顯示：低溫、持續時間較短的烹飪方法通常對健康更加有益。因為長時間的高溫烹飪極易生成大量的終末糖基化產物，而糖尿病患者身上常見的多種併發症，在很大程度上與體內終末糖基化產物過多有關。

同時，由於終末糖基化產物在人體中天然存在，而糖尿病患者本身由於血糖較高，其體內各組織中形成的終末糖基化產物顯著高於常人，因此，高溫烹飪顯然對糖尿病患者不利。所以，糖尿病患者最好選擇低溫烹飪的方式，避免引起併發症。

忌輕信保健品

糖尿病患者在良莠不齊的保健品面前要學會辨別真偽，以免使身體健康和經濟方面都受到損害。同時，要認識到保健食品和保健品不是藥品，不可能有明顯的降糖作用，其在糖尿病治療中的正確定位應該是輔助治療。

如果服用保健品後患者的血糖下降明顯，應警惕其裏面放有降糖西藥，因此，對於一些商家為了推銷產品而做的言過其實的宣傳，糖尿病患者一定要提高認識，對其所宣稱的吃了這種保健食品，就不必控制飲食，不必鍛鍊身體，而完全達到控制糖尿病的治療目的，甚至能根治糖尿病等謊言要有所判斷，謹防上當受騙。

忌性生活過度

糖尿病對男性患者性功能的影響是由很多因素造成的。糖尿病性陽痿基本上是由於糖尿病性神經病變引起的，這種神經病變導致控制勃起的自主神經脫髓鞘變和髓脂質合成障礙。當然，糖尿病後期可以出現垂體和性腺的病理性改變，使性激素相應減少。

另外，血管的硬化，特別是陰莖海綿體內小血管的硬化也可導致陽痿；藥物和精神因素也在糖尿病性陽痿中起到了一定的作用。女性糖尿病患者的性問題主要是性高潮缺乏。在病前無性高潮障礙的女性糖尿病患者中，出現性高潮障礙的比例高達35.2%，其原因與神經受損害、血管病變和血清激素水準變化有關。

女性患者還會出現陰道潤滑功能下降，造成性交困難。另外，女性糖尿病患者很容易感染陰道炎，這也是糖尿病患者對性生活產生恐懼的原因之一。

雖然患者性功能和性交能力在某種程度上是可以恢復的，但中醫認為本病屬陰虛之症，任何損陰的行為，都對本病不利，而性行為正是耗陰之首，所以糖尿病患者應節制性生活。

忌食用蜂蜜

蜂蜜是由工蜂採集花蜜釀製而成的，高品質的蜂蜜是極佳的綠色食品；而蜂王漿也有明顯的醫療保健作用。兩者均具有補中潤燥、緩急解毒的作用，其食療保健效果較好，對治療一些慢性病，如高血壓病、胃及十二指腸潰瘍、習慣性便秘等確有一定療效。

那麼，糖尿病患者能否吃蜂蜜呢？蜂蜜中的主要成分是碳水化合物（糖類），且含量極高。繼續深入分析得出，每百克蜂蜜碳水化合物中葡萄糖約35克，果糖約40克，蔗糖約2克，糊精約1克。含量最高的葡萄糖和果糖均為單糖，進入腸道後可直接被吸收入血，使血糖升高，由此可見，蜂蜜的升血糖作用特別明顯。從這一點來看，糖尿病患者不能食用蜂蜜。

忌常戴隱形眼鏡

隱形眼鏡與傳統的框架鏡比起來，不論是從實用性還是從美觀上，都有很多的優點。可是，隱形眼鏡長時間置於眼瞼內很容易引發角膜潰瘍、結膜炎等眼科疾病。對於糖尿病患者來說，常戴隱形眼鏡極易引發眼部併發症，所以，糖尿病患者最好少戴隱形眼鏡。

忌忽視黎明現象

「黎明現象」是指糖尿病患者在凌晨3點左右血糖開始升高，且一直持續到上午8～9點才停止升高的現象。黎明現象的發生與患者體內多種內分泌激素有關，如生長激素、糖皮質激素和胰高血糖素等。這些激素與胰島素之間有相互抑制作用，可使血糖穩定在一定水準，從而保證人體的正常需要。

但糖尿病患者的胰島β細胞已受損害，當生長激素和糖皮質激素的分泌在午夜逐漸升高時，糖尿病患者無法分泌足量胰島素來進行抵抗，因而就會出現黎明時血糖異常升高的現象。因此糖尿病患者要重視黎明現象，並在醫生指導下進行降糖藥物的調整。

忌頻繁使用手機

糖尿病患者應避免頻繁地使用手機，以防止身體受到損害而使病情更加惡化。

忌浸泡熱水澡

洗浴時溫度過高會引起心跳加快，如果患者心臟已有問題（如曾經發生過心絞痛），過快的心率將導致致命的危險。當整個身體都處於過熱的環境時，心臟不得不加倍工作以增加皮膚的血流量，由蒸發和出汗把從水和空氣中吸收的多餘熱量散發掉。

研究認為，糖尿病很容易併發心血管系統的自主神經病變。而糖尿病患者在使用高溫熱水洗澡時，會促使併發症的酶活性上升，從而在糖尿病發病過程中，發生血管收縮及微血管動脈硬化。

另外，還可能出現手腳麻木、感覺遲鈍等神經障礙，以及腎功能減退、皮膚瘙癢、關節炎、進行性消瘦、四肢無力等多種併發症。因此，糖尿病患者洗浴時應以溫水為宜，切忌溫度太高而誘發併發症，甚至危及生命。

忌劇烈運動

科學合理的運動對糖尿病患者有百利而無一害，但是過度或劇烈的運動對糖尿病患者又是有害的。

實驗證明，劇烈運動對糖尿病患者的不良影響主要有：糖尿病合併腎病的患者可使腎臟病變加重；使分解脂肪增加，導致體內酮體生成增多，容易誘發酮症；1型糖尿病患者和重度2型糖尿病患者血糖控制不穩定時，尤其是在反覆發生低血糖期間劇烈運動，可使病情進一步加重；另外，劇烈運動還可造成應激狀態，使患者升糖激素增加，從而導致血糖升高；中老年患者或糖尿病合併嚴重血管病變時，劇烈運動可誘發心腦血管意外；糖尿病合併增殖性視網膜病變患者劇烈運動可誘發眼底出血。

忌晨練過度

常有早晨空腹鍛鍊而致昏厥的糖尿病病例。這是因為早晨氣溫較低，而糖尿病患者又多有心腦血管併發症，遇冷空氣刺激或勞累很容易突然發病。另外，清晨大多數人都是空腹鍛鍊，這樣極易誘發低血糖，甚至引起昏迷。

除上述原因之外，清晨空氣污染在一天之中最為嚴重，尤其是有濃霧的早晨。早晨鍛鍊時，若患者呼吸加深加快，汙物、灰塵、細菌很容易經呼吸道進入人體內而糖尿病患者抗病能力較差，極易造成肺、氣管感染從而加重病情。同時清晨花草、樹叢釋放氧氣不多，二氧化碳濃度反而較白天還要高，這是夜間綠色植物攝取氧氣、釋放二氧化碳的結果。因此，糖尿病患者最好在下午或傍晚進行鍛鍊。但也因人、因情況而異，如有些人養成晨練規律，只要不太早，不過度，不致低血糖，也不一定非要改變鍛鍊時間。

忌盲目選擇非處方藥

糖尿病患者如果同時又患了其他病，到醫院就醫時，專業醫師應為患者的綜合用藥把關。但患者如果不去醫院就醫，而直接到藥店購買非處方藥，就更應注意藥物的選擇。劑型選擇：患者需要嚴格控制糖的攝入，當選擇非處方藥物的時候，首先應該仔細閱讀藥物成分說明，搞清藥物的含糖量，選擇無糖劑型。

任何一種藥物都會有副作用，只不過大小不同，因此在購買非處方藥物時，對其注意事項一定要多加關注。首先要仔細閱讀藥品說明書，搞清藥物的化學成分。非處方藥物安全性相對較高，但並不是說就沒有副作用，如果需要長時間服用非處方藥物，就應先與自己服用的糖尿病藥物進行對比，如果兩者的副作用有相似之處，兩種藥放在一起吃，很可能使副作用增大，這時候要麼選擇其他藥物，要麼減少非處方藥物服用的劑量。

總之，要關注非處方藥物與糖尿病藥物之間的相互作用。例如，解熱鎮痛藥中的阿司匹林，會減弱葡萄糖異生，降低磺脲與血漿蛋白結合，從而降低藥物在肝的代謝和腎的排泄中的作用等機制，也就增強了磺脲類的降糖效應，所以，若服用阿司匹林，就應該提防低血糖的發生。

忌突然停藥

目前沒有徹底治癒糖尿病的特效藥物，只能用藥來控制病情，使症狀減輕。若停止用藥，血糖通常又回復升高，而且有可能加重病情。因此，患了糖尿病後需要長期服藥，可能也是終身服藥，即使感覺病情好轉，也不能自作主張，隨意停藥。

使用胰島素者，如果突然停藥或減量過快可能會誘發高滲性糖尿病昏迷，或產生糖尿病酮症酸中毒，危及生命。因此患者必須按照醫囑要求，堅持服藥或用胰島素治療；即使在醫生指導下短時間停藥，也不意味著今後就不用藥了，更不能說是徹底治癒糖尿病了。

忌忽視雙腳保護

據報導，在糖尿病患者中，有20%的患者是因為足部感染及其他併發症住院的。而糖尿病患者因足部感染而截肢者，占所有非外傷性截肢者的25%～50%。可見糖尿病足是糖尿病併發症中較嚴重的一種病症，也是截肢的首位原因。

糖尿病患者多有血管功能不全及神經病變，易造成腳的局部血液循環障礙、營養障礙和局部感覺遲鈍；足部的血液回流差，局部抵抗力降低等，一旦腳碰破或感染足癬，很容易繼發化膿性細菌感染，形成經久不癒的慢性潰瘍，甚至發生嚴重感染或壞疽而使得患者被迫截肢。如果足部感染擴散，細菌進入血液還會引起敗血症，直接威脅患者的生命。

忌服用膏劑和藥酒進補

大多數滋補膏是以蜂蜜和各種膠類藥物（如驢皮膠、鹿角膠等）為基本原料。蜂蜜含有多種糖分，服用後會引起血糖波動；而膠類藥物攝入後可能會引起糖尿病患者的大便不暢，使消化殘渣在腸道滯留時間增加，同時也會引起血糖上升。所以，糖尿病患者要忌服用膏劑，尤其是在冬季，更是要堅持「一通二補」的進補原則。

一通是指必須保持消化通暢，減少小腸對糖分的吸收，保持大便通暢；二補是以補陰為主，兼以補氣。可對症選用滋腎、生津、清熱為主的方劑煎服，如玉泉丸、玉液湯、沙參麥冬湯、左歸飲、六味地黃丸等，兼氣虛者可適量加人參、黃芪等補氣藥。

另外，糖尿病患者飲酒要嚴格節制，也不宜服用補酒。因為補酒多為度數較高的白酒浸泡，飲補酒不僅會導致血糖波動，而且會影響降糖藥的效果，如服磺脲類藥物時飲酒，患者可能會出現心慌、氣短、面紅等不良反應；注射胰島素的患者，空腹飲酒極易引起低血壓，甚至發生生命危險。

專家提示

在日常生活中，糖尿病患者家屬應給予患者情感上的支持，多關心患者，與患者及時溝通，協助患者消除心理障礙。

糖尿病患者出差、旅行時的注意事項

許多糖尿病患者在出差或長途旅行時，由於身體狀況與常人不同，應注意下面這五件事情：

評價自身健康狀況

在外出差或旅行前，患者要對自身的狀況做一個全面的評價，看看自己的身體適不適合外出。評價內容應包括病情控制狀況，尤其是血糖、尿酮體、血壓的水準以及心臟、腎臟和眼底的狀況。

隨身攜帶胰島素

注射胰島素的糖尿病患者通常是對口服降血糖藥物反應不明顯，或有明顯的肝臟、腎臟功能障礙而不得不接受胰島素的治療。對胰島素的反應，有些患者非常穩定，控制情況良好，並且很少有低血糖症的發生；但是有些患者卻不大穩定，不但控制得不理想，並且時常出現血糖過高或過低的現象。

由於胰島素有效時間通常在24小時以內，所以注射胰島素的患者必須每天不間斷地注射，否則會導致嚴重的後果；即使是病情穩定的患者，若一兩天不注射，血糖也會上升。因此糖尿病患者出外旅行時，應該隨身攜帶足夠注射量的胰島素。

甜食必不可少

在旅行時，患者必須把握飲食定時定量的原則。最好在平常預定進食時間的30分鐘前，就找好用餐場所。隨身也應攜帶些乾糧，如麵包、餅乾之類，以備錯過吃飯時間時隨時補充。吃飯時間不得已需要延遲時，以每延誤1小時，攝食20克食物為原則。如蘋果半個、香蕉半條、兩塊維生素方糖或6塊全麥餅乾等。

還應隨身準備1～2粒巧克力或糖果，以便在有輕微低血糖症狀出現時（肚子餓、流冷汗、四肢無力、頭暈、心跳加快等），可派上救急的用場。

如果預期當天行程體力消耗比較多，比如說步行參觀規模龐大的博物館或公園，或需要自行爬坡的話，可以在早上出發前，酌情將藥量減少1／4～1／3。另外還有變通的辦法，就是參觀中途隨時吃一點乾糧或就近吃一些點心，這些措施都有助於減少低血糖症的發生。

不要忘記帶病歷卡

出外旅行，最好在皮包內攜有糖尿病患者的病歷卡、聯絡電話、目前所使用的藥物及使用劑量，以及「一旦有意識障礙，請目擊者即送醫急診」的字條。

到國外旅行或出差，還須備一份用英文書寫的病歷，以便糖尿病患者在旅行中病情惡化時，得到及時診治。有病歷摘要的話，即使被海關關員發現隨身攜帶注射器和胰島素，也不會被誤會為注射麻藥或禁藥的癮君子。

上述一些用品，應準備兩份。一份隨身攜帶，以免遺失或損壞。不要把胰島素放在托運的行李箱中，因為高空的溫度非常低，胰島素會因冷凍而受損。另外一份預防行李托運錯誤，而發生遺失或遲到的情況。

鞋襪要舒適

旅行時走路的時間比平常多，為了確保途中不出問題，絕對不要穿著剛買的新鞋上路；即使要穿新鞋，也應該在旅行前至少兩個星期就開始試穿，以便有充分調適的時間。

同時，鞋子不要過緊，因為長途坐車或搭機，在無法平躺的情況下，腳部容易發生水腫而增加磨破皮膚的機會。另外，襪子也需要留意，最好是買沒有鬆緊帶襪口的襪子，以免阻礙下肢的血液循環。

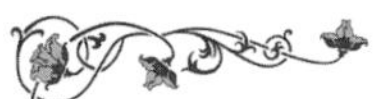
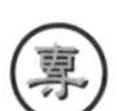

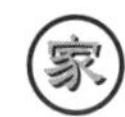

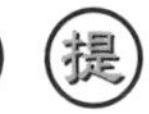

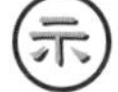

如果去酷熱的非洲出差或旅行，就要考慮胰島素的保存問題。可先與安排行程的旅行社聯絡，弄清楚當地旅社是否有空調及冰箱。如果在某一個旅社要停留2～3夜，則白天外出時，可將藥品放冰箱裏。如果一早離開旅社，不再回來，必須隨身攜帶的話，最好放在小冰桶裏；若沒有小冰桶，可以用潮濕的布料包住胰島素，憑藉水分的蒸發，也可降低溫度。

糖尿病患者應定期檢查自己的眼睛

糖尿病患者要想保持良好的視力，應定期去眼科檢查。不過不同症狀的糖尿病患者，其檢查內容也不相同。

無眼部併發症的患者

這類人群常常是早期糖尿病或血糖控制較平穩的患者。其糖尿病病程越長，糖尿病視網膜病變的發生概率就越高；視網膜病變的輕重程度還受到患者平時血糖控制情況、血糖波動程度和頻率的影響。這些患者應每半年或一年眼科隨診一次。患者可以根據多次血糖和糖化血紅蛋白測定的數值來判斷自己血糖控制的程度。

每一位患者應選擇一個條件較好的醫院就診，儘量少變動醫院，當然，能有一位較好的醫生定期隨診更好。患者如果是第一次到眼科檢查，最好做個眼部全面的檢查，包括眼底螢光血管造影，以備做正常對照使用。

已有不同程度糖尿病性視網膜病變的患者

早期非增殖期糖尿病性視網膜病變患者應3～6個月隨診一次；增殖前期患者應2～3個月隨診一次。因為在血糖控制十分滿意、平穩的情況下，糖尿病性視網膜病變的發展是極緩慢的，糖尿病性視網膜病變每進展一期可以長達數年到10年以上。

但是當血糖水準控制不太穩定和不滿意的情況下，糖尿病性視網膜病變的發展速度可以十分快，尤其常發生低血糖反應的患者，糖尿病性視網膜病變發展更快，且常伴有嚴重的玻璃體視網膜併發症，這一類患者隨診時間應縮短至每月一次或更短。

糖尿病性視網膜病變已是嚴重的增殖前期和增殖期的患者

原則上，這類患者必須即刻做鐳射全視網膜光凝治療，應當完成一個療程的鐳射治療，才有可能保留一定的視力而不至於失明。以往文獻記載，鐳射治療後的糖尿病性視網膜病變的患者，至少有50%以上可以不失明，並保留程度不等的視力。

嚴重的糖尿病性視網膜病變患者，如不做鐳射全視網膜光凝治療，最終均會失明。所以，對於應該進行鐳射治療的糖尿病性視網膜病變患者來說，必須克服一切困難，接受和完成鐳射治療，這是爭取保留和保持一定視力的唯一可靠的途徑。

伴有其他眼部併發症必須手術的患者

白內障、玻璃體出血、機化、視網膜脫離等疾病在糖尿病患者中是十分常見的，這些病變會嚴重影響視網膜的鐳射治療，必須經過手術，使屈光間質清亮後才能最終完成鐳射全視網膜光凝術。術後患者短期內應每週或1～2週隨診復查一次，以便及時進行鐳射治療。

臨床常見到一些半途而廢的患者，由於未完成鐳射全視網膜光凝治療，不來復診，致使失去治療時機，最終導致失明。

已經完成了鐳射全視網膜光凝術療程的患者

糖尿病性視網膜病變患者完成了鐳射全視網膜光凝的療程後，並不是萬事大吉，也應定期隨診：開始是2～3個月一次；半年後可每半年一次；2年後可每年一次；5年後還應不定期長期隨診。

而且經過一次療程的鐳射全視網膜光凝術後，常可能存在遺漏的地方，即存在未光凝的地方，尤其對於存在白內障、玻璃體混濁或眼底出血的患者，需要隨著玻璃體混濁或出血的吸收進行多次鐳射治療。

鐳射治療後，隨著眼底病變的恢復過程，會有一些併發症出現，如玻璃體視網膜的纖維增殖、機化牽引、玻璃體出血等，且大部分病變發生在鐳射治療後4～5年的患者當中。所以，糖尿病患者應終身堅持眼科的隨診。

專家提示

當糖尿病患者出現視物模糊、視力減退、夜間視力差、眼前有塊狀陰影漂浮、雙眼的視力範圍（視野）縮小等症狀時，應及時去眼科檢查，儘早發現糖尿病視網膜病變。

糖尿病患者應堅持自我監測

對糖尿病有關指標進行監測是減緩和預防糖尿病及其併發症的有效措施，也是調整治療方案的依據，更是糖尿病能否有效控制的保證。糖尿病患者進行自我監測，可加深患者對糖尿病有關知識的理解和掌握程度，以便加強自我控制。

糖尿病患者自我監測的內容較多，主要可以選擇以下項目進行自我監測並進行記錄：

症　狀

如「三多一少」的情況，即多食、多飲、多尿、消瘦。

身體狀況

如自己的體力和精神情況，下肢及皮膚情況等。

血　糖

可用可攜式血糖測量儀測量血糖。血糖較難控制的1型糖尿病患者及胰島素功能較差的2型糖尿病患者測量的次數為每天4～8次，具體安排為每日三餐之前及三餐後2小時各測一次，睡前測一次，夜間1～2小時測一次。

也可根據患者病情的需要來定，當病情穩定時，測量的次數可以逐步減少。

尿　糖

尿糖測量是間接監測血糖的輔助替代方法，好處是簡單、便宜、無損害。

血　脂

目前可攜式血脂測量儀已在市場供應，但較為昂貴。血脂自我監測可包括總膽固醇、甘油三酯、高密度脂蛋白膽固醇及低密度脂蛋白膽固醇四項，應空腹檢查，患者一般都在醫院進行。

體　重

以體重指數法或者腰圍測量法來監測自己的體重變化。

血　壓

血壓是血液流經血管時產生的壓力，高血壓指的就是血液的壓力升高超過正常水準。正常血壓水準值是小於140／90毫米汞柱。前面的數位是收縮壓，指的是心臟收縮時血液對血管產生的壓力；後面的數位是舒張壓，指的是心臟舒張時血液作用於血管所產生的壓力。

糖尿病患者比較理想的血壓水準是控制在130／80毫米汞柱以下。

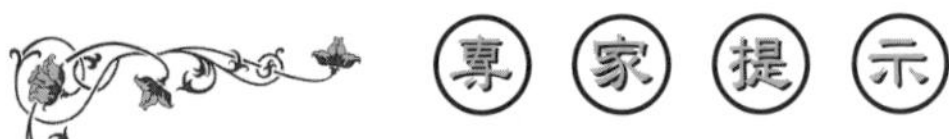

進行自我監測時，糖尿病患者可以讓家人來幫助自己，而且一定要堅持長期做，不能半途而廢。

老年糖尿病患者避免摔倒的預防措施

對老年糖尿病患者而言，日常生活中預防摔倒非常重要，否則極易發生骨折，甚至引發心腦血管病、感染等嚴重問題，繼而威脅生命。

那麼，老年糖尿病患者在生活中怎樣預防摔倒呢？

動作要慢一些

糖尿病患者自主神經病變發生率很高，極易引起體位性低血壓。當患者從坐著、躺著、蹲著突然站起來時，會因腦供血不足而暈厥。因此，老年糖尿病患者動作要比一般人慢半拍，起立的動作要分解成先坐起，暫停幾秒，然後再站立。上廁所要選擇那些有把手的地方，選擇坐廁而不是蹲廁，起身也要緩慢。

走平坦的路

從安全角度出發，老年糖尿病患者，特別是併發腦血管病或較胖的患者，要選擇在平坦的路面上行走。另外，不要在天不亮時行走或鍛鍊，更不要走不熟悉的路段。

選擇好運動時間

老年糖尿病患者要根據身體情況選擇運動時間。為了避免低血糖，最好在餐後活動。感覺十分疲乏或出現低血糖時就應暫停鍛鍊，因為發生低血糖時患者也會暈厥。出現嚴重眼底出血時，也應避免大運動量的鍛鍊。當患者出現一時性的眼前黑，一側肢體無力，言語不清時，極可能是過性腦供血不足，此時需要及時進行檢查和治療。

和夥伴一起運動

老年糖尿病患者最好結伴一起運動，互相照應。當患者感覺頭暈目眩、站立不穩時，旁邊有人幫扶一把，能更好地防止摔倒。

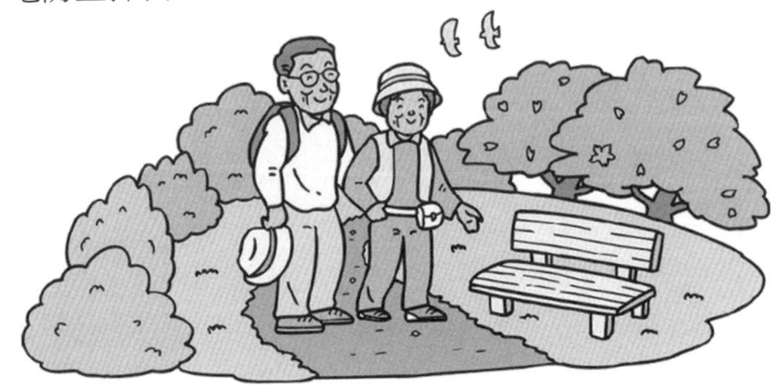

專家提示

據統計，糖尿病患者中1／3的人有骨質疏鬆症，容易引起椎體壓縮性骨折、髖骨或股骨頸骨折等。骨折後可出現肢體畸形、不正常假關節活動、骨擦感或骨擦音等。

老年糖尿病患者摔倒後，骨折可疑者一律按骨折處理：應讓其安靜、保暖、止血、止痛、防止休克；將傷處用紗布、繃帶包紮起來，然後就地固定；疑為脊柱骨折時，應保持患者軀幹不動，尤其應避免一切脊柱活動，嚴禁一人抱頭，另一個人抬腳等不協調的動作。固定完畢後應立即將患者送至醫院。

第5章

飲食得當，糖尿病吃對不發愁

飲食治療是糖尿病治療中最重要的環節之一，要想控制好糖尿病，就要管住自己的嘴，合理攝入各種營養素。無論患者病情輕重，有無併發症，是否用藥，都應嚴格控制自己的飲食。飲食得當了，糖尿病患者吃什麼都不發愁。

健康測試

糖尿病患者，你的飲食合理嗎？

飲食控制是糖尿病治療的基礎，飲食是否合理將關係到糖尿病患者能否健康。下面，我們就來測試一下，看看你的飲食是否合理。

根據自己的實際情況回答下面的問題，選擇符合自己的答案：A.經常吃，即幾乎每天都吃，2分；B.吃，即一般1週或2週吃一次，1分；C.很少吃或不吃，即1個月內偶爾吃一次或基本不吃，0分。

(1) 你是否根據自己的血糖指數及能量轉化定律吃水果呢？

(2) 你吃綠葉或十字花科蔬菜，如菠菜、洋白菜、甘藍、菜花或西蘭花嗎？

(3) 你吃萵筍、番茄嗎？

(4) 你喜歡吃全麥麵包或雜糧嗎？

(5) 你喜歡吃黃色或紅色的蔬菜，如胡蘿蔔或辣椒嗎？

(6) 你常吃豆類食物，如大豆、豌豆或扁豆嗎？

(7) 你常用洋蔥、大蒜或草藥作為調味品並替代一部分食鹽嗎？

(8) 你吃深海中的魚類，如金槍魚、三文魚與沙丁魚嗎？

(9) 你喝低脂奶類食品，如低脂優酪乳或低脂牛奶嗎？

(10) 你在飯館進餐時，點蔬菜嗎？

(11) 你在烹調時，會用葵花子油、橄欖油或豆油等植物油替代豬油或牛油等動物油嗎？

(12) 你飲用水果汁或蔬菜汁嗎？

測試結果：

如果你得了0～4分，說明你選擇的食物有問題，飲食不合理，因此你應仔細檢查自己的膳食，並選擇所提問題中分數高的食物來食用；如果你得了5～8分，說明你所選擇的食物基本上是對的，但還可以做得更好，可以選擇吃得分最高的食物；如果你得了9～16分，表明你所吃膳食中的營養素非常合理，不必再額外補充維生素或保健食品，可以一直保持下去。

飲食是糖尿病治療的基礎

飲食療法是治療各種類型糖尿病的基礎，是糖尿病最根本的治療方法之一。不論糖尿病屬何種類型，病情輕重或有無併發症，是否用胰島素或口服降糖藥治療，都應該嚴格進行和長期堅持飲食控制。

對肥胖的2型糖尿病患者或老年輕型病例患者來說，可以把飲食療法作為主要的治療方法，只要適當地配合口服降糖藥，就能達到有效控制病情的目的。對1型糖尿病及重症病例患者來說，應在胰島素等藥物治療的基礎上，積極控制飲食。只有飲食控制與藥物治療達到了有機配合，才能使血糖得到有效控制並防止病情的惡化。

飲食治療的目的

減輕胰島負擔，使血糖、血脂達到或接近正常值，並防止或延緩心血管等併發症的發生與發展。

維持健康，使成人能從事各種正常的活動，兒童能正常地生長發育。

維持正常的體重。肥胖者能減少能量攝入，改善受體對胰島素的敏感性；消瘦者能增加體重，增強對疾病的抵抗能力。

飲食治療的原則

控制總熱量，實行低糖、低脂、適量蛋白質、限鹽、高纖維素的飲食原則，飲食結構應合理、科學、平衡，進食強調定時、定量、定質，必要時在控制總熱量的前提下可少量多餐。

飲食治療的方法

◎控制總熱量：

首先強調對每天總熱量的限制，即以維持理想體重或標準體重為原則。如一個中等活動量的成年人，平均每日每公斤體重僅需熱量25千卡。

不過具體要視每個患者的情況和活動量靈活掌握，對勞動強度大，處於成長期的青少年、孕婦、乳母或合併有其他消耗性疾病的人可適當提高熱量；對超重和肥胖的人則應減少熱量。

◎三大類營養物質比例要合理：

糖尿病患者實際上與健康人一樣，攝入的三大類主要營養物質——脂肪、蛋白質和碳水化合物的比例要合理，否則會在肝臟這個「化工廠」裏互相轉化，從而耗費很多的能量。按規定比例，總熱量中脂肪占25%～35%，蛋白質占10%～20%，碳水化合物占55%～60%，甚至有人主張可達65%。其中，攝入的蛋白質不宜過多，過多對糖尿病並無好處。

臨床和實驗研究表明，高蛋白質飲食可引起患者腎小球濾過壓增高，而有濾過壓增高的患者容易發生糖尿病腎病，因此現在美國糖尿病學會建議糖尿病患者每日蛋白質攝入量限制在每公斤體重0.8克。

◎堅持低糖、低脂、正常蛋白質的飲食原則：

飲食控制應通過合理計算，一般分粗、細兩種演算法。細演算法適用於醫院；粗演算法適用於家庭。普通糖尿病患者每日主食（碳水化合物）供應量為250～350克，副食中雞蛋1個、瘦肉50～100克、純奶250克、脂肪25克左右、蔬菜500克或可適當放寬。

肥胖型糖尿病患者每日主食控制在150～250克，副食為雞蛋1個、瘦肉50克、純奶250克、脂肪25克、蔬菜500克或可適當放寬，這就是低糖、低脂、正常蛋白的飲食。高蛋白飲食適合於長期消耗性疾病的糖尿病患者，每日主、副食蛋白質總量可適當增加。

糖尿病是一種終身性疾病，為了控制血糖，患者終身都應注意合理飲食。

糖尿病患者可以這樣吃

飲食治療、運動治療、藥物治療、自我管理、健康教育是控制糖尿病的五大基石，而飲食治療是這五大基石中的重中之重。的確，要想控制好自己的糖尿病，就要先管好自己的嘴，科學合理地安排膳食。所以，糖尿病患者可以這樣吃：

根據自己的體重吃

糖尿病患者應該瞭解自己的理想體重，將實際體重與理想體重進行對比來確定自己的胖瘦。我們可以用下面這兩個公式來計算理想體重：

公式一：理想體重（公斤）＝身高（公分）－105；

公式二：理想體重（公斤）＝〔身高（公分）－100〕×0·9（適合60歲以上的老年糖尿病患者）。

實際體重在理想體重的±10%範圍內均屬正常，如果實際體重超過理想體重的20%時，你就屬於肥胖型了，應該減肥；而當你的實際體重小於理想體重的20%時，你就屬於消瘦型了，應該增肥。

如果你是腹部肥胖的「蘋果型」體形，即使你的體重在正常範圍之內，發生心腦血管併發症的概率也會比單純體重超標的糖尿病患者高，也應瘦腹。

飲食平衡

所謂飲食平衡是指科學的、合理的飲食，也就是飲食所提供的熱量和各種營養素不僅要全面，還應保持平衡。要做到這一點，各種食物搭配要合理，營養應全面，就需要糖尿病患者做到主食粗細搭配，副食葷素搭配。勿挑食，勿偏食。

食物以穀物為基礎

穀類食物是我國傳統膳食的主體，含有豐富的碳水化合物、膳食纖維、維生素和礦物質，因此糖尿病患者應以穀物為基礎，還要經常吃一些粗糧、雜糧等。

脂肪攝入量要合理

糖尿病患者如果攝入過多的脂肪會導致體重增加，從而增加心腦血管疾病的發病概率。此外，吃超量脂肪還會降低體內胰島素的敏感性，從而使血糖升高。因此，糖尿病患者的脂肪攝入量一定要合理。

少吃或不吃單糖及雙糖食物

單糖和雙糖對糖尿病患者來說具有潛在危險性。常見的單糖有葡萄糖、果糖，雙糖有蔗糖、乳糖、麥芽糖。日常吃的白糖、砂糖就是蔗糖。這些糖在人體腸道內可被直接吸收入血液，使血糖迅速升高。同時，長期過多攝入含單糖或雙糖類的食物，會使血脂升高，還可導致人體對胰島素不敏感，從而加重糖尿病的病情。

科學選擇適量優質蛋白質

蛋白質是人體必需的營養素，其來源主要有肉、蛋、禽、魚、乳製品、豆製品和堅果類。其中蛋、奶、魚肉等所含的氨基酸比例與人體本身的蛋白質相似，故稱為優質蛋白質。

選擇高纖維膳食飲食

研究表明膳食纖維可降低血糖指數，控制餐後血糖的升高，改善糖耐量，因此糖尿病患者可科學選擇高纖維膳食。美國糖尿病學會推薦的膳食纖維攝入標準是每日20～

35克。糖尿病患者應在每日膳食中添加燕麥片、蕎麥麵、玉米麵等粗糧，以及海帶、魔芋和新鮮蔬菜等富含纖維的食物。

少吃鹽

過量攝入食鹽會使人出現高血壓、水腫、體重增加等情況。因此，糖尿病患者應少吃鹽，像醃鹹菜、醬油、醬、香腸等都應少吃。

多喝水，少喝酒

如果糖尿病患者出現缺水的情況，會加重病情，甚至還會引發高滲性昏迷。所以糖尿病患者每日應保證6～8杯水（1500～2000毫升），同時要養成定時飲水的良好習慣。不過，有腎衰竭或心功能不全的患者，要限制飲水。

研究表明，飲酒對糖尿病患者弊多利少。酒精含有高熱量，1克酒精可產生7千卡的熱量。此外，酒精還會抑制肝糖原的分解及糖異生作用，增強胰島素的作用，易導致低血糖。長期飲酒還會使血脂水準增高，引發動脈硬化，所以糖尿病患者最好少飲酒。

如果糖尿病患者想喝酒，一定要掌握飲酒的時機、數量及出現危險情況的補救措施。飲酒的熱量必須計算在每日的主食範圍內。1罐啤酒、100克紅酒或25克二鍋頭的熱量都相當於25克主食的熱量，所以飲酒時應相應減少主食量。另外，飲酒前最好吃一些含碳水化合物的食物，如饅頭、麵包等，因為空腹飲酒會加重發生低血糖的危險。

定時定量定餐

進食習慣（時間、餐次）對血糖的影響也很大，合理的進食習慣，對控制血糖水準非常有利；反之，不規律、不合理的進食習慣會使病情惡化。對糖尿病患者來講，一日應供給三餐或多餐，並且要定時定量。

專家提示

糖尿病患者的三餐分配可根據自己的飲食習慣，按下面的規律安排：早餐占1/5、午餐占2/5、晚餐占2/5，或者早餐占1/3、午餐占1/3、晚餐占1/3。若主食量全日超過300克，宜採用少食多餐的方法，使每次正餐主食量不超過100克。多餘部分宜做加餐，對控制血糖升高非常有好處。

糖尿病患者一天應攝入的總熱量

糖尿病患者一天應該攝入的總熱量應與機體每天所消耗的熱量相平衡，這樣才能維持標準體重。由飲食攝入的總熱量可以影響血糖變化，過多或過少都不利於糖尿病病情的控制，因此糖尿病患者必須進行總熱量的控制。

需要指出的是，糖尿病患者所需熱量的多少與其身高、體重、年齡、性別、體力活動有相當密切的關係。體重較輕、體力活動量大的糖尿病患者每天攝取的總熱量可稍多一點；而體重較重的患者應限制總熱量的攝入。重體力活動較中、輕體力活動消耗的熱量多，故需增加總熱量的攝入。

應用理想體重與實際體重可以計算出患者每日所需要的熱量。關於理想體重的計算公式在上文中已做過介紹，判斷體重是否理想，還可以通過計算體重指數（BMI）來衡量（表5-1）。

體重指數＝體重（公斤）÷〔身高（公尺）〕^{2}

表5-1　體重指數標準（公斤／公尺^2）

BMI分類	WHO（世界衛生組織）標準	亞洲標準	中國參考標準	相關疾病發病的危險性
體重過低	＜18.5	＜18.5	＜18.5	低
正常範圍	18.5～24.9	18.5～22.9	18.5～23.9	平均水準
超重	≧25	≧23	≧24	
肥胖前期	25.0～29.9	23～24.9	24～26.9	增加
Ⅰ度肥胖	30.0～34.9	25～29.9	27～29.9	中度增加
Ⅱ度肥胖	35.0～39.9	≧30	≧30	嚴重增加
Ⅲ度肥胖	≧40.0			非常嚴重增加

下面（表5-2）介紹糖尿病患者每日所需熱量的計算公式：

攝入總熱量（千卡）＝標準體重（公斤）×熱量（千卡）／體重（公斤）

表5-2　不同體重及勞動強度每日每公斤體重所需總熱量(千卡)

勞動強度	超重或肥胖	正常體重	體重不足、消瘦
休息狀態	20	25	30
輕體力勞動	25	30	35
中體力勞動	30	35	40
重體力勞動	35	40	45

例如，李大爺身高166公分，體重76公斤，那麼，他全日熱能供應量為：

標準體重＝166（身高）－105＝61（公斤）

每日總熱量＝61（標準體重）×20或25＝1220～1525千卡（每公斤體重所需熱量）

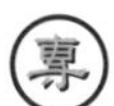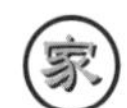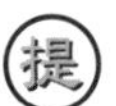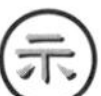

糖尿病患者可以根據自己的體重狀況、勞動強度來計算出每日所需要的總熱量。不過，由於自己的體重總會有階段性的變化，因此攝入的總熱量也會發生階段性的變化。

糖尿病患者不吃早餐危害多

許多糖尿病患者為了降低血糖，常常不吃早餐。其實，這種做法是錯誤的。糖尿病患者不吃早餐會造成如下幾種危害：

熱量供應不足

人體消耗的熱量主要來源於血糖。早晨起床後，人體大約已有10個小時沒有進餐，胃處於空置狀態，此時血糖也降到了低水準。人開始活動後，大腦與肌肉需要消耗熱量（即血糖），於是，血糖水準會繼續下降。這時，如果還不進餐或進食低品質的早餐，體內就沒有足夠的血糖可供消耗，人體就會感到倦怠、疲勞、暴躁、易怒、反應遲鈍，大腦興奮性降低，注意力也不易集中，就會直接影響到工作和生活，而且更易使患者出現低血糖反應。

發　胖

由於糖尿病患者自身胰島素分泌絕對或相對不足，因此不僅要限制每天的總熱量，還要限制每餐的熱量，後者甚至比前者更重要。那些不吃早餐的人，由於饑餓感明顯，其餘兩餐就有可能多吃，反而增加了熱量攝入。

一餐進食太多，一時無法消耗，多餘的熱量就會轉換成脂肪貯存於體內，長期下去，就會出現肥胖的危險。此外，多吃還會增加胃腸道的負擔。

血糖容易波動

早晨，血糖會因沒有吃早餐而暫時處於較低水準，對糖代謝紊亂的糖尿病患者來說，此時容易發生低血糖反應；低血糖反應之後又可能發生高血糖反應，使血糖失控，並且不吃早餐還會影響全天胰島素的調節，這也是糖尿病患者難以控制血糖的原因之一。

如果不吃早餐，集中在午餐和晚餐來吃，可能使血糖在一天中出現兩次較大的高峰，造成血糖或高或低的波動，而據最新研究表明，血糖波動對糖尿病的危害更大。

營養不均衡

研究表明，因不吃早餐或早餐吃得不當而造成的營養不足很難在午餐或晚餐中得到補充，從而導致人體全天的熱量和營養素攝入不足，嚴重時還會造成營養缺乏症（如營養不良、缺鐵性貧血等）。品質不高的早餐還難以補充夜晚消耗的水分和營養，會造成血液黏度增高，增加患腦中風、心肌梗塞的發病概率。

另外，早晨空腹時，體內膽固醇的飽和度較高，不吃早餐還容易發生膽石症等其他疾病。

正常的早餐可維持人體正常的生理狀態和活動，預防低血糖及血糖波動，減輕胰島素抵抗及幫助患者控制總熱量和體重。可見，早餐對糖尿病患者非常重要。

高品質的糖尿病早餐應該是既吃飽又吃好，即熱量應該達到全日總熱量的20%～35%，還應該注意科學搭配。

根據營養均衡的要求，通常把食物分為四類，即穀類、肉類、奶豆類和蔬菜水果類。如果早餐中上述四類食物都有，則認為早餐營養充足，屬優質早餐；如果包含了其中的三類，則認為早餐品質較好；如果只選擇了其中的兩類，就認為基本合格；如果只有其中一類食物，則認為早餐品質較差。同時，糖尿病患者的早餐還應定時定量，乾稀搭配，避免吃油炸、肥膩、含糖多的食品，以七八成飽為好。

推薦幾種營養早餐食譜

食譜一　鹹燕麥麵包2片（50克），鮮牛奶1袋（250克），雞蛋1個（帶殼60克），鹹菜少許。

食譜二　蕎麥麵包2片（50克），鹹鴨蛋1個，豆漿1碗。

食譜三　鮮牛奶1袋（250克），雜合麵窩頭1個（50克），煮香腸1根（熟重20克），醬菜少許。

食譜四　棒碴粥1碗（50克），肉鬆少許（15克），玉米麵包1片（25克），拌松花蛋1個。

專家提示

同樣的食物也會因吃法不同而影響營養價值。有些糖尿病患者喜歡早餐空腹飲用牛奶，這樣會使牛奶中的優質蛋白被當做碳水化合物消耗掉，很不經濟。正確的方法應該是在喝牛奶前先吃些麵包等主食「墊墊底」，這樣就能充分發揮牛奶的營養價值。

糖尿病患者每日吃肉不宜超過200克

肉類食物是人體蛋白質的主要來源之一，含有豐富的優質蛋白、鐵、鋅、鉻、維生素B群等營養素，這是其他食物所不能代替的。而且，與植物提供的蛋白質相比，動物蛋白更接近於人體蛋白，更易被人體消化、吸收和利用。對糖尿病患者而言，由於每日的高消耗狀態導致體內各種營養素，尤其是參與新陳代謝的營養素，如蛋白質、鋅、鐵、維生素B群、維生素C等的大量流失，因此適當增加這些物質的攝入有利於機體的恢復。

在種類上，禽肉、畜肉、海產品等可以交叉食用，這樣可以在一定程度上彌補各種肉類營養素含量的差異。例如，中午吃雞肉或鴨肉，下午可以選擇牛、羊肉，一頓飯中有多種肉類也是可以的，但一定要注意總限量。一般每天在150～200克為宜，且儘量選擇瘦肉，少吃肥肉，這樣可以避免因熱量高導致血脂過高。

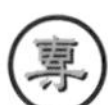
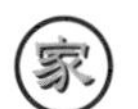
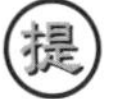
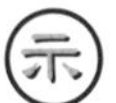

糖尿病患者應儘量避免吃太肥的肉，且要注意對肉的煎、炸等烹調方式。

糖尿病患者一天吃多少主食？

這裏所說的主食主要是指大米、小米、玉米、麵粉等主要含碳水化合物的食物。許多糖尿病患者認為不吃主食就能控制血糖，其實這種認識是錯誤的。

對於糖尿病患者的主食攝入，現代營養學的觀點是：

(1) 糖尿病患者必須吃主食。因為主食即碳水化合物，其產生的葡萄糖是人體主要的能量來源，雖然蛋白質、脂肪等物質也可以轉化為葡萄糖，但量很少，並且在轉化過程中會消耗很多能量，且會產生有害物質，因此並不可取。而如果不吃主食，身體為保證能量供給，會動員脂肪，其結果就會產生酮體，不但損害大腦，還有導致酮症酸中毒的可能。

(2) 主食每天要吃夠量，糖尿病患者每天主食的熱量比例應與正常人大致相同。

(3) 糖尿病患者的主食種類應以多糖為主，即糧食，而應該少吃含單糖、雙糖多的甜食。

糖尿病患者每日應該吃多少主食呢？具體到個人需折合成主食量來指導進食，如1400千卡的主食量約為每日200克，1600千卡的主食量約為每日250克，1800千卡的主食量約為每日300克。

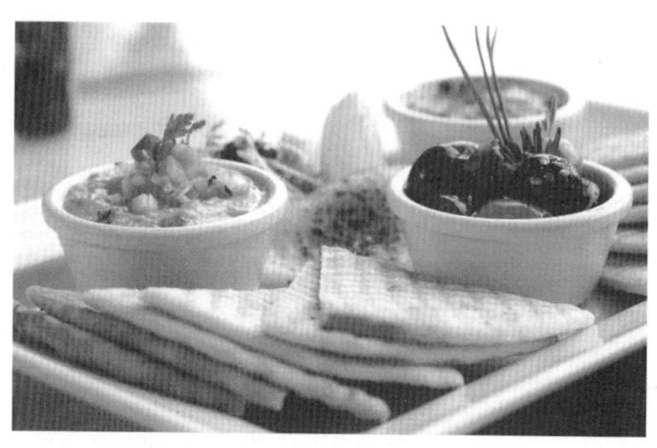

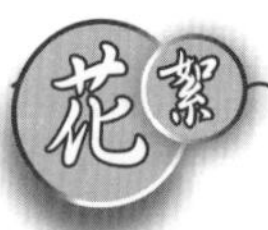

肥胖糖尿病患者的飲食調整

肥胖糖尿病患者的治療重在減輕自己的體重，使病情得到控制。要想減輕體重最重要的是飲食調整，肥胖糖尿病患者的飲食調整包括下面這幾個方面：減少全日攝入的總熱量；採用營養平衡的膳食；蛋白質不可減量，但可選用瘦肉、奶、蛋、大豆等食物，以減少體內組織分解，增強飽腹感；每日攝入的碳水化合物量要適當降低，但不宜過低，可限制在每日200～250克。

防治糖尿病，六款蔬菜來幫忙

控制飲食是糖尿病患者控制血糖的主要方法之一。糖尿病患者可以適當多吃下面這六款蔬菜。

萵筍　糖和脂肪含量低，並含有胰島素啟動劑。

竹筍　纖維素含量高，可延緩腸道中食物的消化和葡萄糖的吸收，有助於控制餐後血糖。

黃瓜　含糖量僅1.6%，爽脆甘甜，可以為糖尿病患者提供維生素C、胡蘿蔔素、纖維素和礦物質。黃瓜中的丙醇二酸可抑制糖類轉化為脂肪，是肥胖的糖尿病患者及合併高血脂的糖尿病患者的食療蔬菜。

苦瓜　性寒味苦，維生素C含量居瓜類之首。據研究顯示，苦瓜中所含的苦瓜皂苷有降血糖作用。

銀耳　營養豐富，熱能低，富含食物纖維和銀耳多糖，食之有助延緩血糖上升。

洋蔥　前列腺素A和含硫氨基酸有擴張血管、降壓降脂作用，對預防糖尿病的併發症非常有益。

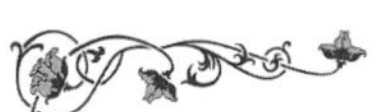
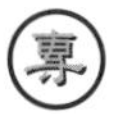
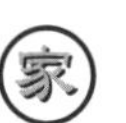
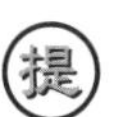
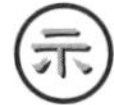

冬瓜也是一種低熱能、低脂肪、含糖量極低的高鉀低鈉食品，非常適合中老年肥胖2型糖尿病患者食用。

糖尿病患者吃豆製品要適量

對「這也不能吃，那也不敢碰」的糖尿病患者來說，豆製品似乎是一個比較「保險」的選擇，其味道不錯，攝入量相對限制也較小。然而對某些糖尿病患者來說，也應該慎吃豆製品，尤其有糖尿病腎病伴腎功能不全的患者，更應避免攝入大量豆製品。

豆製品的主要成分為植物蛋白，也稱粗蛋白；而牛奶、雞蛋或肉類等食物中所含的動物性蛋白稱優質蛋白。優質蛋白可以提供人體所必需的氨基酸，所以粗蛋白不可能完全代替優質蛋白；而且過多的蛋白對於腎臟功能不全的人來說是一種負擔。在這種「缺了不行，多了更不行」的情況下，一定量的優質蛋白應該是糖尿病患者的首選。有人曾指出豆漿不能完全代替牛奶，也是這個道理。

人體每天必需的優質蛋白在50克左右，也就是100克

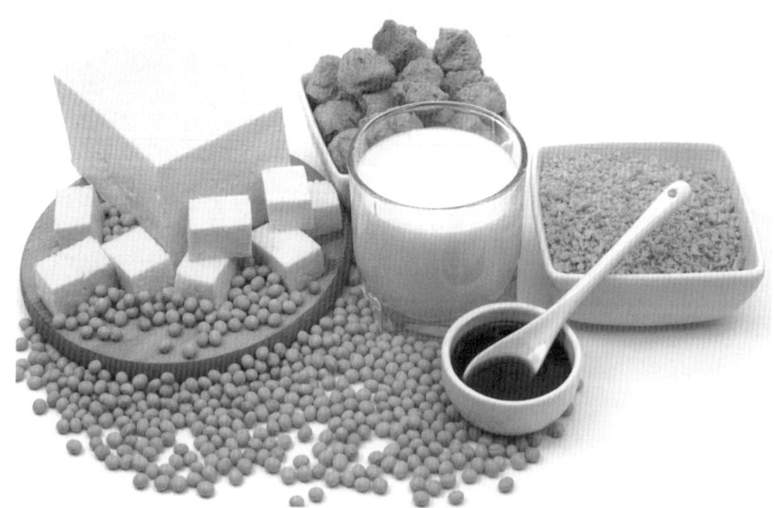

肉、1袋牛奶再加1個雞蛋所提供的蛋白量。對於糖尿病腎病患者來說，這個量已是最大值，絕對不能再超過這個量了。

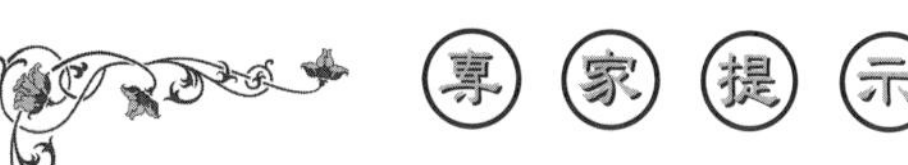

專家提示

在選擇豆腐時，要選擇顏色呈白色或乳白色，包裝盒內無空隙、無氣泡、不出水，表面平整細膩，拿在手裏搖晃無晃動感，開盒可聞到少許豆香氣，倒出來切開不坍不裂，切面光滑細嫩，嘗之無澀味的豆腐。

糖尿病患者可放心喝牛奶

牛奶營養豐富，堪稱較完美的食品，因此被推薦為最理想的天然食品之一。牛奶含有水分、蛋白質、脂肪、維生素和礦物質等營養素，適量飲用牛奶能給糖尿病患者提供較多的人體必需營養成分，有利於身體的康復與長壽。

牛奶中的蛋白質主要是酪蛋白、乳白蛋白、乳球蛋白等，均含有人體必需的8種氨基酸。牛奶的必需氨基酸含量及構成與雞蛋相近，它的消化吸收率高達87%～89%；牛奶中的脂肪是高品質的脂肪，不僅品質好，其吸收率也在95%以上；牛奶中的乳糖是半乳糖，是最容易消化吸收的糖類。

另外，牛奶中含鈣較高，一般1毫升牛奶含有1毫克鈣；牛奶中還含有豐富的乳清酸，不僅能抑制膽固醇沉積於動脈血管壁，還能抑制人體內膽固醇合成酶的活性，從而減少膽固醇的產生。

糖尿病患者多缺鈣，特別是老年糖尿病患者更是嚴重缺鈣，容易造成骨質疏鬆；而牛奶中含有豐富的鈣鹽，極易被人體吸收。每日喝100～200毫升牛奶，對鈣的補充有很大意義，因其含糖量低，故對血糖影響不大。另外，每100克牛奶所含熱量高於同等量的主食所含熱量，故每日不宜過多食用牛奶，且酌情減少主食量。

儘管糖尿病患者可飲用牛奶，但量及類型一定要適度。例如，成人糖尿病患者應該適度喝低脂牛奶；而兒童1型糖尿病患者應飲用全脂牛奶；2型糖尿病有肥胖的患者，應根據血脂的情況選擇脫脂或半脫脂牛奶。研究發現，牛奶中的酪蛋白能生成高半胱氨酸，這種分子能損害血管壁的彈性，容易導致血管硬化、管腔狹窄乃至阻塞，從而導致腦梗塞等疾病；另外，過量飲用牛奶還易誘發老年性白內障。所以，糖尿病患者飲用牛奶也要適量。

糖尿病患者飲用牛奶時，不能加白糖或紅糖，否則會導致血糖的迅速升高。另外，紅糖含有一定的草酸，會使牛奶中豐富的蛋白質發生凝膠或沉澱，不僅會引起腹脹，還會影響人體對鐵、銅微量元素的吸收，容易發生「牛奶性貧血」。

糖尿病患者每天飲用牛奶的時間應根據各人的習慣而定。如在早晨飲用，應伴隨進食其他穀類食品，可以起到營養素互補的作用。少數糖尿病患者飲用牛奶後，因體內缺乏乳糖酶而容易發生腹脹、腹痛或肛門排氣增加等情況，如果採用少量多餐或把牛奶稍加熱後再飲用，可以減輕以上症狀。不習慣喝牛奶的人，可以選用每天攝入250毫升的豆漿或豆奶。

最後要提醒的是，糖尿病患者適宜喝牛奶，但應注意不要過量，應在每日總熱量及量的比例控制範圍內。另外，對於腎功能不好的患者來說，不要大量喝牛奶。

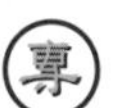

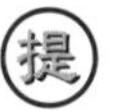
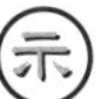

2型糖尿病患者以中老年人居多，同時還伴有不同程度的高血脂症、高血壓、脂肪肝等，建議經常選用低脂牛奶，每次200毫升左右。喝牛奶的時間以白天為好，可在用餐時補充，也可在餐間補充。少數人習慣在睡覺前喝牛奶幫助睡眠，也未嘗不可。

糖尿病患者應科學吃水果

許多糖尿病患者談「糖」色變，對香甜水嫩的水果往往也因此望而卻步。其實，糖尿病患者可以吃水果，但要科學地吃。

吃水果的時間有講究

糖尿病患者吃水果的時間非常有講究。忌餐前餐後吃水果，不能在公眾場合聚餐、飯後上果盤時大肆進食；宜作為加餐或睡前1小時吃。「加餐」即兩個正餐之間進食水果，如上午9～10時、下午3～4時；也可直接作為加餐食品，既預防低血糖，又可保持血糖不發生大的波動。如果將水果和正餐一起吃，會影響患者胰島素的分泌、代謝，從而破壞其活性。因此，想吃水果的患者要制訂科學規律的用餐時間。

吃水果應減少主食

如果糖尿病患者想吃水果，那麼，應把水果熱量折算到患者一天攝入的總熱量中，以一天吃200克水果（一到兩個中等大小）為例，則主食建議減少25克，這樣才能保證全天飲食熱量平衡。即把水果熱量與其他食物熱量進行等份交換，不能因吃水果而導致熱量超標。

同時，對於糖尿病患者而言，大前提是水果要少吃，大量吃可能造成血糖迅速升高；而高血糖持續時間長的話，則會加重胰腺負擔。

吃含糖低的水果

醫生常推薦糖尿病患者吃諸如西瓜、蘋果、奇異果、草莓等含糖量比較低的水果，因為此類水果可以減輕患者的胰腺負擔，幫助其吸收豐富的維生素、礦物質和果膠，平衡飲食；而其中的很多微量元素對於提高、改善糖尿病患者體內胰島素的活性也是很有幫助的。

而含糖量較高的水果有：蕉（包括香蕉、大蕉等）、鳳梨、葡萄、甜橙（含豐富維生素，但是糖分很高）等，糖尿病患者應少吃這些水果。

吃水果前後要做血糖監測

吃水果前後要做血糖的自我監測。因為儘管水果含糖量高低有公論，但患者的個體差異很大。例如有的人可能吃了含糖量低的水果反而血糖升高速度很快，所以含糖量低的水果只能是推薦，仍然要自己檢測、摸索，尋找適合自己的水果。患者在吃水果前後兩小時應測血糖或尿糖波動大小，這樣可以掌握自己能否進食某類水果。

如果沒有經常出現高血糖或低血糖，也可以多選擇幾種水果；但如果血糖波動大或出現異常，還是要暫時忌口，必須先控制好血糖再考慮享受水果。

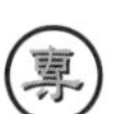

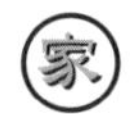

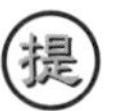

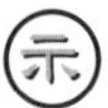

柿餅、乾棗、桂圓等乾果中含葡萄糖量很多，因此糖尿病患者應儘量不吃。

每日攝入不低於40克的膳食纖維

高纖維飲食又稱多渣飲食，是指吃含纖維較多的食物。糖尿病患者的飲食中，每天的膳食纖維應該不低於40克。糖尿病患者應食用高纖維素食物，這是因為高纖維素食物在腸道中可起高滲透壓作用，能稀釋胃內容物中食品添加劑及有害化學物質的濃度，減少亞硝胺等致癌物質的結合與吸收，以利有害物質排出體外。

另外，高纖維素食物中的木質素還可以提高吞噬細胞和巨噬細胞的活力，提高免疫功能，減少因血糖升高而發生感染及患癌的概率。

高纖維素食物在胃腸道內會因吸水膨脹而體積增大，延緩食糜中葡萄糖的吸收，減輕對胰島素分泌的刺激，減輕β細胞的負擔，從而維持血糖尤其是餐後血糖的低水準。高纖維素食品還能形成凝膠體，減少膽固醇的吸收，增加糞便膽汁酸的排泄，降低血中膽固醇的水準。因此，糖尿病患者在飲食中應該多進食一些高纖維素，這樣能控制糖尿病的發展及併發症的發生。

富含膳食纖維的食物主要有

粗糧　玉米、小米、麥麩及各種乾豆類，它們含膳食纖維3%～5%，高粱米、玉米糁含膳食纖維7%～8%，燕麥、蕎麥含膳食纖維10%～11%。

蔬菜　蒜苗、胡蘿蔔、茄子含膳食纖維1%～2%；此外，芹菜、韭菜、白菜、油菜、筍類也含有膳食纖維。

藻菌類　木耳、蘑菇、紫菜等含有膳食纖維高達20%以上，海藻類食品中也含有較大量的膳食纖維。此外，其他食物，如魔芋、瓊脂和果膠等也含有大量的膳食纖維。

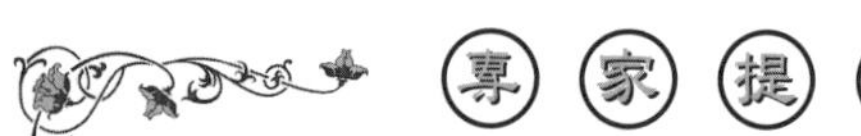

糖尿病患者宜多吃粗糧，但並不是以粗糧為主，而是要粗細搭配，混合食用。比如每天吃1～2頓粗糧，或者每頓吃一半粗糧等。

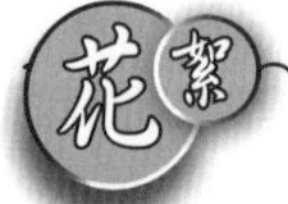

糖尿病患者不宜吃的食物

下面這幾類食物，糖尿病患者都不宜吃：

易使血糖升高的食物　包括白糖、紅糖、冰糖、葡萄糖、麥芽糖、蜂蜜、巧克力、奶糖、水果糖、蜜餞、水果罐頭、汽水、果汁、甜飲料、果醬、霜淇淋、甜餅乾、蛋糕、甜麵包及糖製糕點等。

易使血脂升高的食物　包括牛油、羊油、豬油、黃油、奶油、肥肉等食物。這些富含膽固醇的食物，更應特別注意，應該不用或少用，從而防止動脈硬化性心臟病的發生。

糖尿病患者還應限制飲食中膽固醇的含量。若糖尿病患者病情控制不好時，吃含膽固醇的食品易使血清膽固醇升高，造成糖尿病血管併發症、冠心病等。所以糖尿病患者飲食中要限制膽固醇的進量，一般主張膽固醇的限量為每日低於300毫克。故平時應不吃或少吃肥肉和動物內臟，如心、肝、腎、腦等，因這類食物都富含較高的膽固醇。但要多吃瘦肉和魚蝦等，此類食物屬高蛋白低脂肪食物。

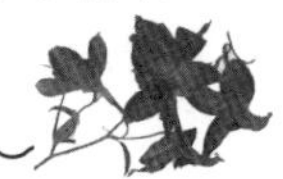

糖尿病患者每天宜吃250克左右的碳水化合物

碳水化合物也稱糖類，是維持人體體溫、供給熱量的主要來源。近年來，按照我國人民的生活習慣，碳水化合物已占總熱量的65%以上，也就是說，糖尿病患者每日進主食為200～400克。

對於單純進行飲食控制的患者，每天碳水化合物的進量不能過高，以200～300克為宜。

過去醫學上對糖尿病飲食中碳水化合物的含量要求很嚴，但近年來卻開始來提倡在不超過規定總熱量的前提下，不過分限制碳水化合物的攝入。這是因為有研究表明：高碳水化合物飲食可增加周圍組織對胰島素的敏感性，增加糖耐量，降低膽固醇和甘油的含量，能很好地降低心血管病的發生率。

在選擇碳水化合物時，患者可選擇澱粉含量高的食物，如玉米麵、粗米、麥麵等。另外，研究人員發現，不同的碳水化合物食物有「質」的區別。碳水化合物含量完全相同的食物進入人體後，引起的血糖反應是不同的。同樣食用含50克碳水化合物的食物，兩小時後，體內的血糖生成指數（G1）分別為大米飯88克、烙餅79.6克、玉米麵粥50.9克、豆腐乾23.7克、西瓜72克、櫻桃22克、果糖23克、麥芽糖105克。

這完全推翻了多年來在糖尿病患者飲食指導中一直沿用的食物等值交換的經典理論，即25克大米＝25克玉米麵＝25克油條＝25克綠豆，25克肥瘦豬肉＝60克雞蛋＝80克鯉魚。因此，糖尿病患者在選擇碳水化合物食品時要依據自身情況、血糖生成指數來定量。

研究表明，可適當放寬糖尿病患者對食物的選擇面，讓他們更加大膽地選用水果，更多地選用豆類食品和富含膳食纖維的食物，多吃粗製或較少加工的穀類食物，這些都有利於控制血糖。

糖尿病患者每天應減少脂肪的攝入量

每天進食的脂肪量超過100克，叫做高脂飲食；低於50克叫做低脂飲食。糖尿病患者攝入的脂肪量，可根據民族、飲食習慣及需要而定，一般占總熱量的10%～25%；或每天低於每公斤標準體重1克，脂肪量為40%～50%。不能吃得過多，否則會產生酮體，對身體不利；另外，還要限制飽和脂肪酸攝入量，即動物性脂肪，如牛、羊、豬油等的攝入量。

但魚油例外，因為魚油含不飽和脂肪酸，有利於降低血清膽固醇的含量。糖尿病患者膽固醇攝入量每日應低於300毫克，儘量少食用腦、肝、子、蛋黃等膽固醇含量高的食物。對於肥胖患者，特別是伴有心血管病變者，脂肪攝入量應控制在總熱量的20%以下。

專家提示

糖尿病患者食用脂肪應以不飽和脂肪酸為宜，儘量選擇魚、瘦肉和禽類等；植物油選用豆油、花生油、玉米油、麻油、葵花子油等，每日約為25克。

糖尿病患者每天應攝入適量蛋白質

糖尿病患者蛋白質的需要量與正常人近似，成人按每天每公斤標準體重0.8～1.2克計算，占總熱量的10%～

15%。

如果控制不好，體內蛋白質分解加速，容易出現負氮平衡。此外，女性糖尿病患者在妊娠、哺乳及營養不良時對蛋白質的需要量也會增加，此時蛋白質的供給量可增加到每天每公斤標準體重1.5克，個別的可達2.0克。兒童由於生長發育的需要，蛋白質可按每天每公斤標準體重1.2～1.5克供給或占總熱量的20%計算。

蛋白質的食物來源有動物性食物的瘦肉類，包括魚、蝦、雞、鴨等，含量為12%～24%；蛋類含量為10%～16%。植物性食物中的黃豆含量為35%～40%；豆製品含量為10%～20%；穀類含量為7%～10%，且穀類是我國飲食中蛋白質的主要來源。

蔬菜、水果類的蛋白質含量很少。

專家提示

研究表明，過多攝入蛋白質對糖尿病並無好處。高蛋白飲食會使患者腎小球濾過壓升高，進而引起或加重糖尿病腎病。

糖尿病患者冬季進補須科學

「冬季進補」是治療糖尿病的有效措施之一，但糖尿病患者進補時要講究科學。

首先要控制好血糖。冬季氣候寒冷，血糖控制較夏季困難，應注意適當增加藥量，調整好飲食、運動，將血糖控制好。

糖尿病患者冬季進補最好選用食補。

偏涼的藥用食物有　芹菜、苦瓜、西瓜、竹筍、泥鰍、甲魚、田螺、河蚌、豬胰、蝸牛、菠菜、薺菜、綠豆、冬瓜等。

偏溫的藥用食物有　韭菜、洋蔥、山藥、大蒜、菱角、南瓜、椰汁、魔芋、海參、蠶繭等。

常用的藥膳有　麥冬決明子茶、百合玉竹茶、西洋參茶、羅漢果茶、玉米鬚飲、山藥蓮子湯、白鴿杞精湯、蚌肉苦瓜湯、豬胰燉生芪、山藥枸杞蒸雞、五味子蛋、清蒸山藥鴨、歸地燒羊肉等。

上述食物及藥膳分別有清熱、養陰、益氣、健脾、補腎等功用，冬季食用，能增強體質，有一定的降糖作用。

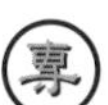

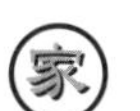

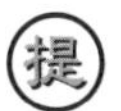

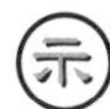

糖尿病患者用藥進補一定要諮詢中醫糖尿病專科醫生，進補藥物可以加工成丸藥服用；而膏藥、酒劑這些劑型對糖尿病患者卻不太合適。

糖尿病患者食療藥粥

下面收集了一些藥粥供糖尿病患者根據病情選用：

豆腐漿粥　粳米50克，豆腐漿500毫升，食鹽根據病情選用少許。先煮粳米，後加豆腐漿，至米開花粥稠，分早晚2次服用。適用於糖尿病伴高血壓、冠心病者，糖尿病腎病、腎衰者不宜服用。

綠豆粥　粳米50克，綠豆50克，共煮粥食用。綠豆有降血脂作用，適用於糖尿病伴高血壓、冠心病者，糖尿病腎病、腎衰者不宜服用。

紅豆魚粥　紅豆50克，鯉魚1尾，先煮魚取汁，後加紅豆煮爛。適用於糖尿病水腫者。

菠菜粥　菠菜100～150克，粳米50克，煮粥食用。適用於糖尿病陰虛化熱型者，便溏腹瀉者禁服。

芹菜粥　新鮮芹菜60～100克，切碎，粳米100克，煮粥服用。適用於糖尿病合併高血壓者。

銀耳粥　銀耳5～10克（或黑木耳30克），粳米100克，大棗3枚。先浸泡銀耳，將粳米、大棗煮熟後加銀耳，煮粥食。適用於糖尿病血管病變者。木耳有破血作用，糖尿病孕婦慎用。

蘿蔔粥　新鮮白蘿蔔適量，粳米50克，煮粥服用。適用於糖尿病痰氣互結者。

山藥粥　生山藥60克，大米60克，先煮米為粥，山藥為糊，酥油蜜炒合凝，用匙揉碎，放入粥內食用。適用於糖尿病脾腎氣虛、腰酸乏力、便泄者。

胡蘿蔔粥　新鮮胡蘿蔔50克，粳米100克，煮粥服用。胡蘿蔔中的琥珀酸鉀鹽有降壓作用，適用於糖尿病合併高血壓者。

冬瓜鴨粥　冬瓜一個，光鴨一隻，大米200克，香菇10個，陳皮3克。先將光鴨於油鍋煎爆至香，用蔥、薑調味，入粥煮爛，撈起切片，食鴨服粥。適用於糖尿病合併高血壓者。

槐花粥　乾槐花30克或鮮品50克，大米50克，煮粥服用。槐花可擴張冠狀動脈，防治動脈硬化，常服用有預防腦中風作用。適用於糖尿病合併高血壓、腦中風患者。

菊花粥　秋菊烘乾、研末，先以粳米100克煮粥，調入菊花末10克，稍煮一二沸即可服用。菊花清肝明目，臨床上用於防治高血壓、冠心病、高血脂症。適用於糖尿病視物昏花者。

玉米粉粥　粳米50～100克，加水煮至米開花後，調入玉米粉30克（新鮮玉米粉），稍煮片刻即可服用。玉米含蛋白質、脂肪、糖類、維生素和礦物質，玉米油是一種富含多個不飽和脂肪酸的油脂，是一種膽固醇吸收抑制劑。適用於各種糖尿病患者。

荔枝粥　荔枝5～7個，粳米50克，加水適量，煮粥服用。適用於2型糖尿病患者。

葛根粉粥　葛根粉30克，粳米50克，共煮粥服用。葛根含黃酮類，具有解熱、降血脂、降血糖作用。適用於老年糖尿病患者，或伴有高血壓、冠心病患者。

生地黃粥　鮮生地150克，洗淨、搗爛、取汁，先煮粳米50克為粥，再加入生地汁，稍煮服用。適用於氣陰兩虛型糖尿病患者。

杞子粥　枸杞子15～20克，糯米50克，煮粥服用。適用於糖尿病肝腎陰虛患者。

葫蘆粥　炒陳葫蘆10克，粳米50克，煮粥服用。適用於糖尿病水腫患者。

天花粉粥　天花粉30克，溫水浸泡2小時，加水200毫升，煎至100毫升，入粳米50克，煮粥服用。適用糖尿病口渴明顯者，糖尿病孕婦禁用。

韭子粥　韭子10克，炒熟，粳米50克，煮粥服用。適用於糖尿病性陽痿患者。

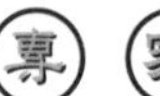
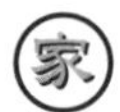
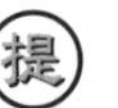

專家提示

糖尿病患者可以多吃一點菜團子。菜團子的食料是富含膳食纖維的玉米麵粗雜糧、高纖維的蔬菜以及少量的肉類，可以增加飽腹感；而且做菜團子多用蒸的烹調方法，可減少油脂和鹽的攝入，達到降低餐後血糖的目的。

糖尿病患者食療湯

下面這幾道湯可供糖尿病患者選擇食用：

冬瓜瓤湯　冬瓜瓤（乾品）30克，水煎，代茶飲。

葫蘆湯　新鮮葫蘆60克或乾品30克，水煎，飲湯。適用於糖尿病皮膚癤腫患者。

紅豆冬瓜湯　紅豆、冬瓜適量，煎湯。適用於糖尿病皮膚癤腫患者。

糯米桑皮湯　爆糯米花30克，桑白皮30克，水煎服。適用於糖尿病口渴多飲者。

菠菜銀耳湯　鮮菠菜根150～200克，銀耳20克，飲湯食銀耳。適用於糖尿病大便秘結者。

兔肉湯　兔1隻，鹽調料，煮熟，食肉飲湯。

鴿肉銀耳湯　白鴿半隻，銀耳15克，煮熟，食肉飲湯。適用於各型糖尿病患者。

鴿肉山藥玉竹湯　白鴿1隻，山藥30克，玉竹20克，共煮熟，食肉飲湯。適用於陰虛型糖尿病患者。

豬胰湯　豬胰一個，黃芪60克，山藥120克，水煎湯，食豬胰，飲湯。豬胰子焙乾研末，每次6～9克，每日3次。適用於各型糖尿病患者。

雙耳湯　白木耳、黑木耳各10克，白木耳、黑木耳洗淨，加清水蒸至木耳熟爛，食木耳飲湯。適用於糖尿病眼底出血症患者。

蚌肉苦瓜湯　苦瓜250克，蚌肉100克，共煮湯，加油、鹽調味，熟後喝湯，吃苦瓜、蚌肉。適用於輕型糖尿病患者。

玉米鬚煲瘦豬肉湯　玉米路鬚30克，瘦豬肉100克，煮熟，飲湯食肉。適用於一般糖尿病患者。

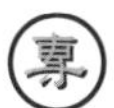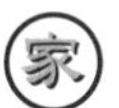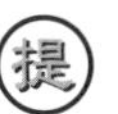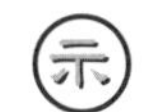

專家提示

少食多餐對血糖的控制非常有利，每餐少吃一點，可以控制餐後高血糖；多餐則可以避免一天飲食總量過少而不能滿足維持體力和體質的需要。

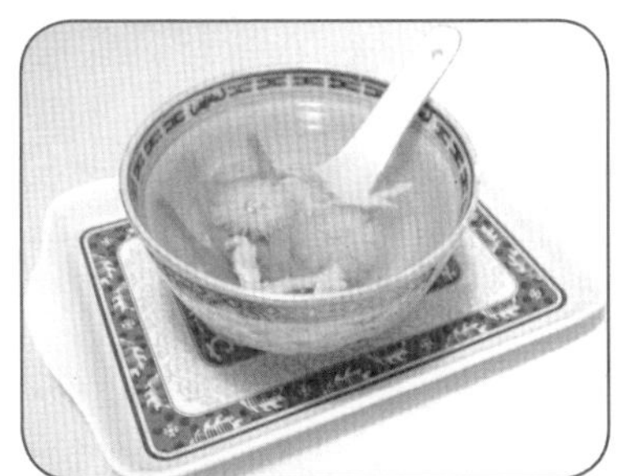

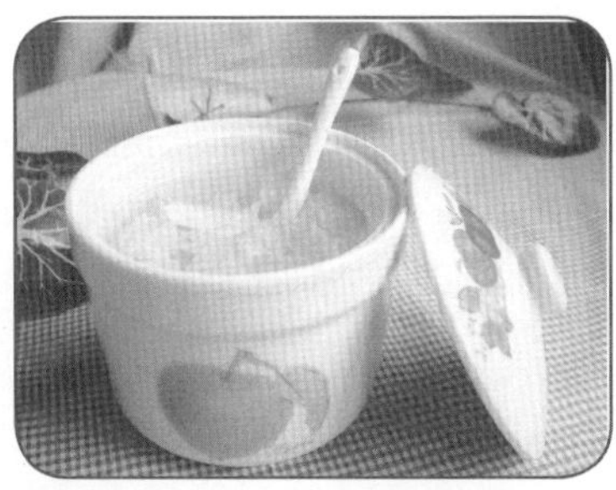

糖尿病合併高血壓患者的正確吃法

糖尿病合併高血壓患者更容易發生血管併發症，因此在飲食方面應該以清淡為原則：

低鹽　吃得太鹹容易使血壓升高，血管硬化，加重腎病。患者有糖尿病又有高血壓，血管、腎臟容易出問題。因此，限鹽量每日應低於6克，3～5克為宜。

低脂　高脂肪與膽固醇飲食會加重心血管病變，因此糖尿病患者應避免食入油膩食物，少吃動物內臟等食物。

低熱量　根據標準體重及活動來確定進食的總量，不宜吃過高熱量的食物，否則熱量過剩，對控制血糖、血壓及心血管病均不利。還應注意的是一些瓜子、花生、硬果類食物熱量也較高，也應少食用。

低糖　蔗糖、葡萄糖、果糖及高糖水果等容易增高血糖波動，對血壓、心血管病非常不利。

避免大量飲水　一般醫生會提倡糖尿病患者多飲水，但如果患者血壓太高，水腫時，應避免大量飲水。

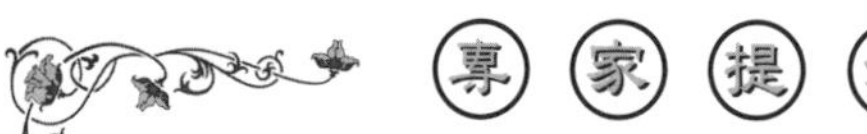

糖尿病合併高血壓患者的運動處方為：中等強度鍛鍊30分鐘／次，每天1～2次。患者可根據自己的身體條件，選擇不同強度的鍛鍊項目和鍛鍊時間。可以先從飯前、飯後散步開始，循序漸進，最終達到採用中等強度運動項目進行鍛鍊的目的（如跳舞、羽毛球、乒乓球、上樓梯、騎車、跑步、游泳、登山等）。患者體重每週應減少 0.5～1 公斤，每月減少 2～4 公斤，持之以恆，逐漸達到正常體重指數（BMI）18.5～23.9（公斤／公尺^2），體重的下降可使血壓更容易控制。

糖尿病患者日常飲食五禁忌

糖尿病患者在日常飲食中應注意下面這五件事情：

「吃軟怕硬」不可取

科學研究指出，吃較軟的食物，血糖上升較快。如果將大米熬成粥，其中的澱粉已經部分轉化為糊精，比澱粉更容易消化吸收，在人體內會很快轉化成葡萄糖，使血糖迅速升高。而且粥熬的時間越長，粥越黏稠，吃後血糖升高得越快。因此，糖尿病患者最好不要「吃軟怕硬」，要「吃硬不吃軟」，因為口感較硬的食物消化得比較慢，不容易使血糖快速上升。

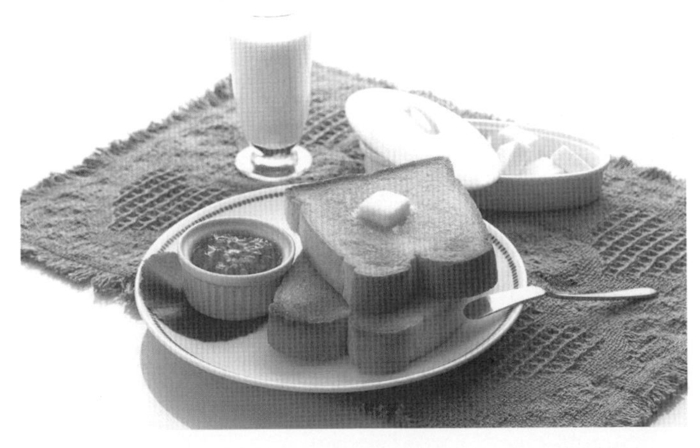

不吃「獨食」

雖然血糖生成指數較高的食物對餐後血糖的影響較大，但如果專挑血糖生成指數低的食物吃，又容易導致營養不均衡，所以混合進食是控制餐後血糖的有效辦法。也就是說，將高血糖生成指數食物與低血糖生成指數食物混合，可以降低食物對餐後血糖的影響。

「畫餅充饑」要不得

不少糖尿病患者以為飲食治療就是饑餓療法，所以每頓飯主食(糧食類)吃得很少，甚至不吃；而不吃主食或進食過少，身體所需的葡萄糖來源就會缺乏，身體就必然要動用脂肪來釋放能量，酮體就會隨之生成，並經腎臟排泄而導致酮尿。因此，無論是健康人還是糖尿病患者，每日主食不能少於150克，否則容易出現酮症。

不能吃得過飽

糖尿病患者應絕對避免吃得過飽，每日進食要定時、定量；有胃病的患者，吃得過飽，會加重病情。

碳酸飲料不宜喝

糖尿病患者不宜飲用含糖的碳酸飲料，如可樂、雪碧等。如果糖尿病患者出汗較多，未及時補水，或喝了大量的含糖飲料，此時非常容易導致糖尿病併發症。

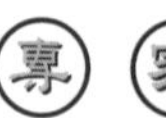
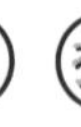
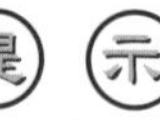

專家提示

糖尿病患者喝湯時也可加一些麥片，幫助減少稀粥等的攝入量來控制餐後血糖；喝牛奶時也不妨加點麥片，讓一定量的蛋白質與碳水化合物混合在一起，以降低餐後血糖。

第 6 章

適當運動，病痛早消除

運動不僅對正常人的健康有益，也是糖尿病治療中的基本方法之一。對老年患者、肥胖患者來講，運動尤為重要，它可以增強患者體質，有利於患者控制血糖……不過，糖尿病患者進行運動要講究方法，掌握好運動量和運動時間，這樣才能起到積極的作用。

健康測試

糖尿病患者，你適合運動嗎？

糖尿病患者堅持每日運動，有利於控制血糖，改善脂肪代謝，調整體重，防治併發症，增強體質和提高生活品質。但是糖尿病患者在進行運動之前，應先做一個小測試，看看自己是不是適合運動。

根據自己的實際情況，以「是」或「否」來回答下面的問題。

(1) 除了糖尿病，你的心臟是否被診斷出過健康問題呢？

(2) 當你身體稍微動一下或在休息時，會感到胸口疼痛或有壓力嗎？

(3) 你在日常活動中是否會經常感到疲倦或呼吸急促嗎？

(4) 你有因為暈眩而失去平衡感的經歷，或是失去意識的經歷嗎？

(5) 你的骨頭或關節方面的疾病，是否曾因為運動而變得更糟呢？

(6) 你的心臟或血壓現在正在進行藥物治療嗎？

測試結果：

如果你的回答都是「是」的話，那麼在進行新的運動計畫之前，最好還是先諮詢一下醫生；如果你的回答「否」的比例高過「是」，那麼你可以進行一些比較舒緩的運動計畫；如果你的回答都是「否」的話，那麼你就可以從容地開始運動了。

運動對糖尿病患者的治療作用

運動是糖尿病治療的基本方法之一，其對糖尿病患者的治療作用有以下幾點：

降低血糖

對於糖尿病患者來說，適當地運動可以提高機體組織對胰島素的敏感性，有效地增加肌肉等組織對血中葡萄糖的利用，達到降低血糖的目的。

症狀較輕的糖尿病患者，宜用健身運動配合飲食治療，可使血糖穩定在正常水準；中、重度的糖尿病患者，合理地運動也有利於控制病情。另外，適量的運動還可以起到類似胰島素一樣的作用。

據統計，活動約30分鐘，血糖可降低0.67～0.89毫摩爾／升（12.06～16.02毫克／分升），從而起到減輕胰島細胞過度負擔的作用。

降低血脂

糖尿病患者容易合併高血脂症，而通過運動，能使肌肉活動能力增強，加速脂肪代謝，使高密度脂蛋白升高，脂肪被充分利用，血脂水準下降，對預防冠心病、腦動脈硬化等併發症的發生非常有利。

長期的高血脂會使動脈發生粥樣硬化，引起心腦血管疾病，因此高血脂症的首選治療往往是減重。患者每減輕1公斤體重，可以使血中總膽固醇水準下降1.93毫克／分升，低密度脂蛋白膽固醇（不良膽固醇——能促進動脈硬化發生的膽固醇）水準下降0.77毫克／分升，甘油三酯水準下降1.33毫克／分升，高密度脂蛋白膽固醇（優質膽固醇，可保護血管免受血脂侵蝕）水準上升。

患者如果減重4.5公斤，可使血中總膽固醇、低密度脂蛋白膽固醇水準分別下降16%和12%，而使高密度脂蛋白膽固醇水準上升18%。

減輕體重

據對肥胖流行病學的調查發現，我國有20%～30%的成人超重或肥胖。在北京和上海這樣的大城市，肥胖者人數已經超過30%，也就是說每3個人中就有1個肥胖者。肥胖與多種疾病的發生密切相關。

肥胖者減輕1公斤體重，生命期將延長3～4個月；收縮壓會下降0.33千帕（2.5毫米汞柱），舒張壓會下降0.27千帕（1.7毫米汞柱）；血中總膽固醇水準下降1.93毫克／分升。另外，減重可以降低許多慢性疾病，如2型糖尿病、高血壓病、高血脂症和心腦血管疾病發生的概率。

有研究表明除遺傳因素外，體重越重，發生2型糖尿病的概率就越大。因此早期對肥胖者進行減重治療，可以減輕胰島素抵抗，是預防和延緩糖尿病發生的關鍵。如果肥胖者患了糖尿病，也要適當控制體重，這是因為有效減輕體重不僅可以改善血糖控制，還可以延長壽命。

肥胖型糖尿病患者對自身和外來注射的胰島素都很不敏感，而體重減輕後，可改善組織細胞對胰島素的敏感性，使患者對胰島素和降糖藥的需要量減少。

促進新陳代謝

運動能增強人體全身機體各器官尤其是心、腦、肝、腎、肺的免疫防病功能，抵禦糖尿病對各器官的侵蝕；還可使機體產生免疫球蛋白和多種抗體，提高機體應激適應能力，改善全身代謝，增強對各種疾病的抵抗力，從而預防和減少糖尿病、心血管病等併發症的發生。

改善胰島素抵抗

運動鍛鍊可以促使胰島素和受體結合的親和力提高，使胰島素受體對胰島素的敏感性增強，從而使胰島素的作用得到加強。

增加機體抵抗力

運動給肥胖者帶來的好處已經講得很多了，而對於消瘦者來說，適當的健身運動配合有效的藥物治療，也有利於體質的改善。可以使人心情舒暢，增強體質，提高耐性，增強對各種疾病的抵抗能力。

消除應激，改善腦神經功能狀態

由有目的的、適量的、愉快的運動，可顯著地改善及平衡神經系統的功能，使患者得到精神上的爽快感、充實感，還可使患者身體輕快、快眠快便，以致逐步提高自身的耐受力、決斷力、意志力等。

增強心肺功能

運動可使全身代謝旺盛，氧氣和二氧化碳交換加頻，肺活量加大，肺泡與毛細血管接觸面積加大，血液循環加速，心每搏輸出量增加，進而起到增強糖尿病患者心肺功能的作用。

專家提示

正確的運動能幫助糖尿病患者控制血糖，延緩併發症的發生和發展；而不適當的運動將適得其反。糖尿病患者開始運動前，應諮詢醫生，對身體狀況進行瞭解和評估，明確所患糖尿病類型、血糖水準，所用藥物類型及運動風險，有無併發症和重要臟器功能障礙等，然後選擇適合自己的運動方式。

老年糖尿病患者的運動

許多老年糖尿病患者經常諮詢醫生，自己可以進行運動嗎？回答當然是肯定的。老年糖尿病患者除飲食控制和藥物治療外，也應進行適度的運動。在上文中我們已經介紹了運動對糖尿病患者的治療作用，這些作用也同樣適用於老年糖尿病患者。

不過，老年糖尿病患者一定要根據自己的愛好、習慣、體質情況，來選擇適合自己的運動項目和適當的運動量。

運動項目

老年糖尿病患者進行運動時，一般以可行鍛鍊為主，如慢跑、醫療體操、保健功、太極拳、跳舞、游泳、騎車等，也可以做糖尿病保健操。

運動強度

運動強度對老年糖尿病患者來說非常重要，運動強度不夠，達不到鍛鍊的目的；運動強度太大，老年人過度勞累，反而會適得其反。

運動的強度可用計算運動中每分鐘的脈率作參考，簡單的計算公式為「運動中脈率＝170－年齡」。運動量應由小漸大，以能耐受為度。至於運動的頻度，以每週4～6天，每天30分鐘左右為宜。

運動時間

一般合適的運動時間是在進餐1小時以後，此時能較好地避免發生低血糖，從而達到較好的鍛鍊效果。

另外，要注意口服降糖藥或應用胰島素之後不可立即運動，以免造成暫時性低血糖。

貴在堅持

老年糖尿病患者進行運動時也要注意持之以恆，不能操之過急。有時可能會出現病情反覆發作的情況，要不怕失敗，與醫生一起及時總結正反兩方面的經驗，不斷改進治療方案。

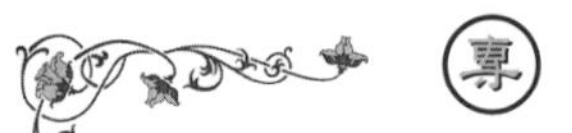

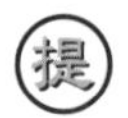
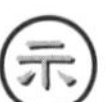

專家提示

40歲以上的中老年糖尿病患者最好在鍛鍊前先做某種形式的運動應激試驗，探明適宜的運動量，以避免劇烈的體育運動傷害到自己。

不適合運動的糖尿病患者

大多數糖尿病患者可進行適當的運動來控制血糖，延緩糖尿病及慢性併發症的發生和發展。但研究表明，有一部分糖尿病患者或處於某特殊階段的糖尿病患者，並不適合參加運動。

(1) 1型糖尿病患者，尤其是「脆性糖尿病」患者。這類患者胰島功能幾乎完全喪失，胰島素嚴重缺乏；而運動會使血糖升高，脂肪分解增加，在缺乏胰島素的情況下，不能氧化分解酮體，從而增加酮症酸中毒的概率。所以此類患者在血糖沒有得到很好控制之前，不要參加運動鍛鍊。

(2) 近期有明顯的眼底出血、視網膜剝離及青光眼的糖尿病患者，應在病情得到有效控制後再參加運動。

(3) 有糖尿病腎病，尿中有蛋白、紅細胞及管型者應主動減少運動量。

(4) 血壓明顯升高，大於170／110毫米汞柱的患者應暫停運動。

(5) 有嚴重的心律失常、心功能不全、心絞痛或心肌梗塞的患者應中止運動。

(6) 有明顯糖尿病神經病變，影響四肢、肌肉感覺的糖尿病患者，必須在有效的保護和監測下進行運動。糖尿病足患者必須進行評估，降低運動量，嚴重者應避免進行體育鍛鍊。

(7) 合併急性感染和肝腎功能不全的患者不應參加運動。

(8) 尿中有酮體的患者應禁止運動。

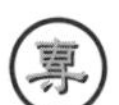

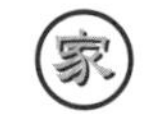

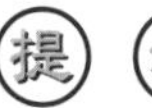

示

口服降血糖藥後經常出現低血糖的糖尿病患者，不宜參加體育運動。

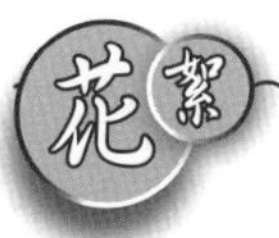

適合運動的糖尿病患者

肥胖型糖尿病患者最適合運動。因為肥胖患者堅持運動鍛鍊，不僅能夠減輕症狀，促進脂肪的利用，起到減肥、健美之效，還能較好地預防各種併發症的發生。

其次，那些經適當胰島素治療，病情比較穩定的1型糖尿病患者也可進行運動。

再次，空腹血糖一般在11.1～16.7毫摩爾／升（200～300毫克／分升）以下者均可運動，在這個範圍以上者需酌情安排運動量。

最後，對某些併發症如動脈硬化、冠心病、高血壓病等患者，應根據具體病情，採用散步等小運動量方式進行運動。

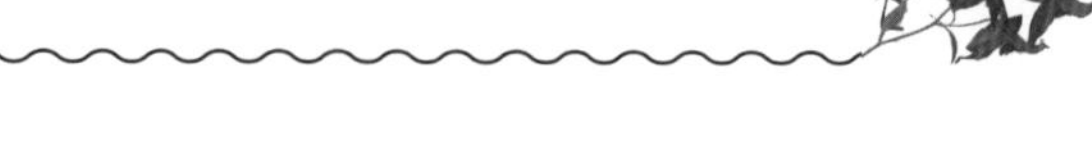

做好運動前的準備工作

適當運動對糖尿病患者來講必不可少，但在開始運動前一定要做好準備工作。

運動前的檢查工作不可少

糖尿病患者在進行一項新的運動方案之前，應到醫院進行一次全面系統的檢查，包括血壓、血糖、糖化血紅蛋白、心電圖、眼底、腎功能等檢查，有時心功能檢查也有必要。患者應該聽從醫生的建議，請其為自己制訂合理的運動計畫，保障自身的安全。

運動前的衣著準備工作不可少

糖尿病患者運動鍛鍊之前，要選擇合適的鞋襪，要特別注意鞋襪的密閉性和通氣性，宜穿寬鬆、鞋底柔軟舒適、通氣好的鞋。運動時應穿合適的衣服，以防止身體暴曬、中暑或體溫下降。

應選擇安全的運動場地，尋找合得來的運動夥伴，避免單獨一人運動。應該隨身攜帶預備處理低血糖的食品，如糖塊、餅乾等，並攜帶糖尿病急救卡片。

運動前的飲食不可少

鍛鍊前1小時，糖尿病患者應適當進食一些食物，喝一點運動飲料來補充能量，這會在一定程度上提升運動品質。可以選擇一些易消化、高營養的食物；如果不能飲用運動飲料，用白開水代替也是可以的。

運動前的熱身工作不可少

熱身時間並不是讓人上洗手間、喝水或和別人聊天，而是需要這段時間來疏通筋絡。只有當機體變熱，血液循環加速，關節和肌肉得到充分的運動後，才會減少患者在運動中受傷的概率。

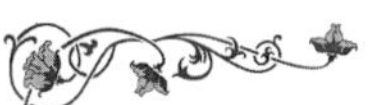
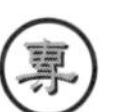
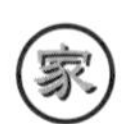
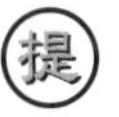
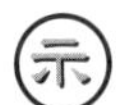

糖尿病患者無論進行何種運動，都應該在每次運動前和運動後測試血糖水準。如果運動時間較長，運動中間也要進行測量。

在適宜的時間進行運動

由於糖尿病患者的血糖本來就不穩定，而運動會消耗能量，也能導致血糖波動更大。如果患者沒及時加餐，運動量又過大，就會很容易在運動中發生低血糖昏迷。因此選擇好適當的運動時間，對糖尿病患者來說非常重要。

在上文中，我們已經介紹過糖尿病患者應盡可能在飯後1小時參加運動，尤其在早餐後是運動的最佳時間。因為這時可能是一天中血糖最高的時候，選擇這一時間運動，往往不必加餐。

在運動時，注射胰島素的患者應注意胰島素注射部位儘量不選大腿肌肉等運動時會劇烈活動的部位。

有些患者習慣於早飯前運動，可分為幾種情況，分別對待：

如血糖＞6.6毫摩爾／升，可進行運動；

如血糖在6.0毫摩爾／升左右，應先補充10～15克的碳水化合物再運動；

如低於6.0毫摩爾／升，則要進食30克碳水化合物後方可運動。

長時間大運動量運動後的降糖作用持久，如爬山、郊遊等，應及時增加進食量。

需要指出的是，只有持之以恆地運動，才能對糖尿病患者起到治療作用，因此，糖尿病患者一定要堅持運動，不能「三天打魚，兩天曬網」。

糖尿病患者不要在胰島素或口服降糖藥作用最強的時候運動，否則有可能導致低血糖；還要儘量避免晨起服藥後出去運動，而後再回家吃早餐的情況。

運動要「安全第一」

運動是糖尿病防治的主要方法之一。經常運動，能夠控制病情，減少併發症。要達到這一目的，就要注意安全運動。

那麼，糖尿病患者怎樣運動才安全呢？

定時定量

為防止運動中出現低血糖反應，糖尿病患者的運動時間應該相對固定，以在飯後1小時運動為適宜；除運動時間規律外，還應注意運動量的恒定或循序漸進，不能忽大忽小以致血糖波動。

選好注射胰島素的位置

運動前注射胰島素最好選在腹部等肌肉運動少的部位，若注射在四肢，運動量大會加快胰島素的吸收，進而引發低血糖。

糖尿病卡應隨身攜帶

糖尿病卡上應包括你的姓名、年齡、地址及聯繫電話，現在使用的胰島素或口服降糖藥的劑量等，如果出現意外可方便其他人進行救治。還需隨身攜帶零錢及糖果等，若感到不舒服或需要幫助時應立即打電話求助，當血糖較低時需及時服用糖果等食物，避免低血糖發生。

保護好雙腳

運動時應選擇合腳及通氣的鞋襪。糖尿病患者的雙腳是最易受傷害的部位，因此應每天堅持洗腳並細心檢查足部，以便發現感染、紅腫、青紫、水泡等症狀。

注意天氣

儘量避免惡劣天氣出行，不要在酷暑及炙熱的陽光下或嚴冬凜冽的寒風中運動。

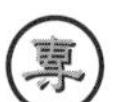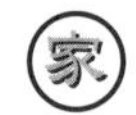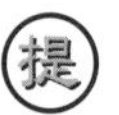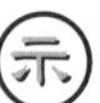

糖尿病患者運動中如果出現腿痛、胸痛或胸悶等症狀，應立即停止運動，原地坐下休息，並儘快到附近醫院就診。

提高糖尿病患者運動積極性的方法

運動是治療糖尿病的基本方法之一，但有些糖尿病患者無法長期堅持下去，如果這樣，其療效就會大打折扣。那麼，怎樣才能讓糖尿病患者長期堅持運動呢？

制訂每天的運動計畫

可將每天的運動計畫寫下來，放在醒目的地方，提醒自己去運動。家人也要將運動對糖尿病的益處告訴糖尿病患者，跟他們一起制訂運動計畫，監督他們完成運動。

結伴鍛鍊

與朋友結伴進行鍛鍊，可使鍛鍊時不感到枯燥乏味；而且可由同伴間的鼓勵、競爭和指點，使鍛鍊變得更加有趣。此外，和朋友一起鍛鍊，還可以加強朋友間的溝通與交流，增進彼此間的感情。

選擇自己喜歡的運動項目

由於性格、年齡、性別和文化背景不同，每個人喜愛的運動項目也大不相同。你不妨列出表格，仔細分析一下自己到底喜歡哪些運動項目，從中選出自己感興趣的運動項目，長期堅持鍛鍊下去。

不同運動方式交替進行

長時間鍛鍊同一運動也許會感覺單調，容易失去興趣，這時可以選擇其他喜歡的運動，每週輪流進行。

例如，每週有兩天慢跑；另外兩天改為與朋友一起打網球、乒乓球或籃球；其他兩天則可以在悠揚的音樂聲中打太極拳、做操或跳舞；星期天與家人一起散步、購物、做家務等。

運動目標要切實可行

不要寄希望在短時間內就可以達到減肥和強身健體的目的。最好能制訂一個長期目標，如在1年內由運動減掉5公斤體重；也許長期目標太渺茫，那麼可以制訂一個短期目標，如每週堅持運動5天等。

家人的鼓勵不可少

糖尿病患者的家人在患者堅持一段時間的運動計畫後，應該對患者予以鼓勵，讓其有一種成就感。

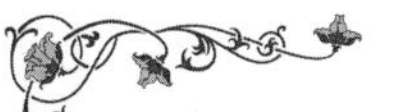
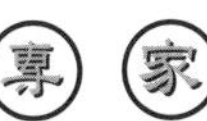
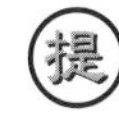
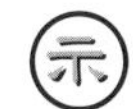

專家提示

糖尿病患者也可進行自我鼓勵，為自己感到驕傲。堅持一段時間後，你會發現自己的肌肉較以前健壯了，力量較以前強大了，體質較以前更好了，血糖控制得也平穩了。這時你可以進行自我鼓勵，來增加自己的信心。

運動時的注意事項

糖尿病患者由於個人身體的特殊性，在進行運動時一定要注意下面幾件事情：

掌握好運動節奏

糖尿病患者要注意調整好運動節奏。在運動前要做簡單的熱身活動，逐漸加大運動量，使心、肺功能有一個適應的過程；在運動快結束時，至少要有5分鐘的減速調整。

把握好運動時機

患者應注意不要在胰島素和口服降糖藥物發揮最大效應時做運動鍛鍊，如1型糖尿病患者空腹時運動，容易誘發低血糖。為了做到有備無患，患者在運動時，可備幾塊糖果，以便急用。

不要空腹運動，以免出現低血糖休克，鍛鍊前應喝1杯牛奶或吃幾塊餅乾。應隨身帶著糖果、點心做運動，若運動時出現饑餓感、心悸乏力和頭暈出汗等低血糖前兆，應立即補充能量。

把握好運動進度

運動進度取決於個體的體能、健康狀況、年齡以及運動訓練目標。因為糖尿病患者胰島素缺乏，不能像正常人那樣隨生活中各種情況引起的血糖變化而相應地調節胰島素的分泌，故在生活、飲食、用藥和運動等方面，都應定時、定量，使自己時刻處於平衡狀態之中。

做好自我監測

糖尿病患者在進行體育鍛鍊時，除應注意糖尿病的相關事宜外，還要特別注意運動時和運動後可能出現的不良反應。糖尿病患者在進行運動後，常會出現下面這幾種不良反應：

◎心絞痛：有些中老年人在運動時和運動後，可能會出現胸部、上肢、頜骨或頸部疼痛、不適或沉重感，這時應考慮發生心絞痛的可能，立即停止運動，坐下休息。如疼痛不止，應服用硝酸甘油或迅速找醫生處理。

◎心律失常：運動時應對心率進行自我監測，如發現脈搏不規則，應請醫生進行詳細檢查，判明是否存在心律失常。如心率達到或超過自己目標心率的上限，且停止運動後心率仍很快，則可能是運動過度所致，應降低運動量，並隨時注意監測脈搏。

◎腦供血不足：運動時出現頭暈、頭痛、冷汗、面色蒼白時，應考慮是否是腦供血不足，並立即停止運動，平躺，並抬高下肢。當運動中出現呼吸困難、急促或噁心、嘔吐，或在運動後24小時仍感到疲勞和睡眠困難，通常是運動量過大的表現，應減少運動強度及運動持續時間，在以後鍛鍊時，應先做好充分的準備活動。

◎肌肉痙攣：運動時小腿前側或沿脛骨出現疼痛或腓腸出現肌痛、痙攣，常常是由下肢循環不暢或肌肉炎症引起的。處理的方法是穿厚軟底鞋或加厚軟鞋墊，儘量避免在水泥地上運動，必要時應尋求醫生的幫助。另外，下肢或髖骨肌肉疼痛或痙攣，可能與運動前未做充分的準備活動有關，這時通常可採取伸展痙攣肌肉、按摩、洗熱水浴等辦法來緩解症狀。

◎兩肋脹痛：兩肋脹痛是一種在運動中比較常見的症

狀，多由膈肌或呼吸肌痙攣導致。處理的方法是取向前傾斜的坐位，按揉肋部來緩解疼痛。

◎關節炎：關節活動強度過大，可能導致髖、膝、踝或肩部的關節炎症，這時應立即休息，待關節消腫後再運動。另外，改變運動方式，穿厚軟底運動鞋，從低強度開始逐漸增加運動量，可以預防關節炎的發生。

運動要與飲食療法和藥物療法互相配合協同，不能偏廢，這樣才能有效控制糖尿病。進行運動時，要保持心情愉快、積極樂觀。體育鍛鍊還可與日光浴、空氣浴、淋浴等相結合。

糖尿病患者運動三步曲

和正常人一樣，糖尿病患者運動時也應遵循一定程式，按部就班地進行，這樣才能取得良好的效果，不傷害身體。

1. 熱　身

在正式運動開始之前，應先做些準備活動，如活動一下四肢，伸伸腿、拉拉胯，活動活動各個關節和肌群，增加全身的柔韌性，使心率有所增加，為較大運動量做準備。

2. 運　動

開始運動後，要隨時自測心率、呼吸等，切忌不顧自己的身體狀況盲目運動。要讓心率持續保持在「有效心率範圍」內，並堅持下去。一般而言，每週的運動不能少於3次，每次半小時，否則無法達到滿意的效果；如能每週5次甚至天天鍛鍊，效果則更加理想。但是僅在週末進行突擊鍛鍊，對糖尿病患者來說卻是百害而無一利的。

3. 恢　復

運動過後，應進行放鬆整理活動，使心率和血壓慢慢下降。某些糖尿病患者有神經病變、血管調節功能障礙等，如果突然停止運動，可引起血壓急劇下降而造成頭暈、眼前發黑，甚至發生暈厥，這些患者應更加注意進行放鬆調整運動。

如在進行整理活動時，可以做做局部運動，如俯臥撐、仰臥起坐等，來對前面運動中活動不夠的部位進行一下補充鍛鍊。

需要指出的是，運動時間長、運動強度大的患者，即使沒有出現低血糖反應，也要主動補充一些食物和糖分，以免發生運動後延遲性低血糖。

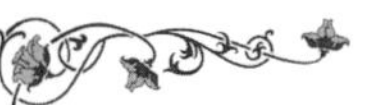
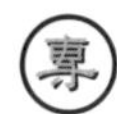

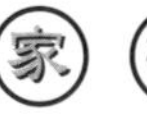

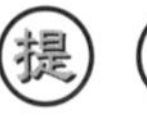

示

糖尿病患者運動後不應馬上說話或進行冷、熱水浴，而應把汗水擦乾，待脈率恢復到正常時再進行溫水淋浴。

糖尿病患者運動中防止發生低血糖的方法

由於運動能消耗能量，降低血糖，因此糖尿病患者在運動時應時刻注意防止出現低血糖的問題。

運動中預防低血糖發生的方法

運動時一定要隨身攜帶甜點等食物以防低血糖的發生；要隨身攜帶糖尿病急救卡片；運動前後要監測血糖。若在餐後1小時開始運動，此時血糖濃度較高，不易發生低血糖。如果運動量較大或是有額外的運動，可適當減少常規胰島素的劑量或增加進食量。

胰島素的注射部位不要選擇大腿，運動能加快大腿部位胰島素的吸收，因此最好選擇吸收較穩定的腹部皮膚注射。避免單獨運動，還應教會運動同伴處理低血糖的基本方法。運動後的降血糖作用可以持續12小時以上，一旦運動形成規律後要適當調整飲食和胰島素劑量，使三者達到新的平衡。

在運動中發生低血糖後的處理方法

運動中或運動後若出現饑餓感、心慌、出冷汗、頭暈及四肢無力等表現時，就提示可能出現低血糖了。但此時不要驚慌，可以試著做如下處理：立即停止運動，服下隨身攜帶的甜點或食物，一般休息數分鐘後，低血糖可緩解；如10分鐘後症狀無明顯好轉，可再進食；嚴重時可讓身邊的人通知自己家人或送到醫院治療。

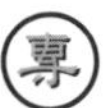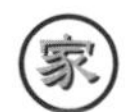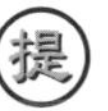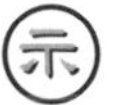

專家提示

為了防止出現低血糖，糖尿病患者儘量不要在空腹時或餐前運動。

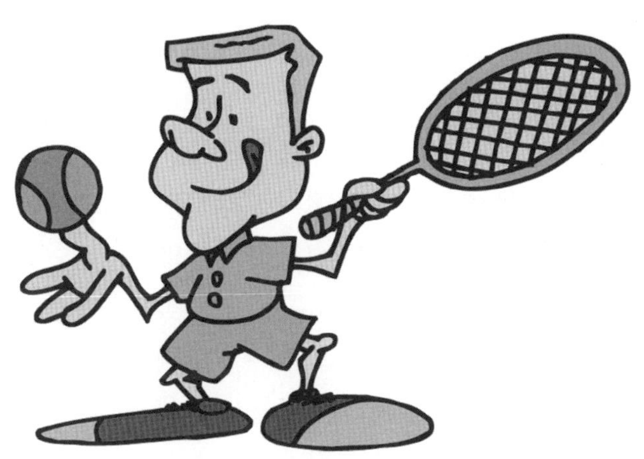

糖尿病足患者的運動方法

運動對糖尿病有治療作用，但如果有足部病變時，糖尿病患者還能進行運動嗎？糖尿病足是糖尿病最常見的併發症之一。它的發生有兩種情況：一是足部有開放性病變（如潰瘍、感染、壞疽等）；二是足部雖然沒有開放性病變，但存在有發生病變的危險因素，如神經病變、血管病變（通常稱為危險足）等。原則上，有開放性病變的足部不適合運動，因為負重受壓可使足部病變進一步加重。那麼沒有開放性病變的危險足該如何進行運動呢？

糖尿病危險足主要有神經病變足、血管病變足、畸形足、既往曾有潰瘍史足四種情況。其實有危險足的糖尿病患者是可以運動的，因為適當的運動可改善下肢與足的血液循環，但在運動時應注意下面的情況：

神經病變足最常見者為感覺神經病變導致的無知覺足。足因為能感覺神經病變而不能感知各種不適，不能感知受到的創傷或已發生的病變，因此不能對已有問題的足進行及時的護理或治療，即足缺少保護性感覺。運動神經病變可導致足部畸形，使足部異常突起的部位受到壓迫；植物神經病變使足部腫脹，穿鞋不適也可受到壓迫。神經病變是發生足潰瘍的主要原因，因此足部有神經病變的患者在運動時要特別注意對足的保護與護理。

首先要選擇合適的鞋，可選運動鞋或布鞋，大小要合適。有足畸形或足腫脹時尤其要注意，決不能赤足或穿涼鞋運動。每次運動前要注意檢查鞋內有無異物，鞋內有無破損（不能穿有破損的鞋或經過修理的鞋）；運動後要仔細檢查足部有無紅腫或受壓的痕跡（如果有，說明鞋不合適）。一旦發現足部有皮膚破潰，應及時到醫院就診。有足畸形或足腫脹的患者應以散步為宜，不宜做較劇烈的運動。

患者發生血管病變時也應注意對足的保護，因為血管病變足對潰瘍的抵抗降低，而且一旦發生潰瘍很難癒合。如果運動後出現下肢疼痛，就提示血管病變較重，此時應立即停止運動並到醫院就診。

如果患者足部有開放性病變，有壞疽、急性潰瘍合併感染、嚴重神經病變導致夏科氏關節時，患者應臥床，不能行走。如果有慢性潰瘍但沒有感染時，患者應在使用特殊的鞋或鞋墊後，以保證潰瘍處不受壓迫的情況下才能適當運動。

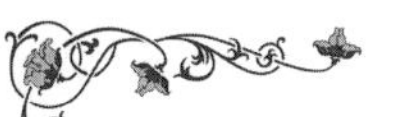
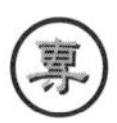

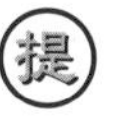
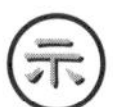

有糖尿病足的患者在運動之前最好能諮詢一下醫生，在醫生的指導下進行運動，並要掌握好運動時間和強度。

糖尿病患者游泳要科學

游泳作為一種運動形式，適合大多數糖尿病患者。專家認為2型糖尿病肥胖者和血糖在16.7毫摩樂／升（300毫克／分升）以下者，以及1型糖尿病穩定期患者均適宜游泳。游泳對糖尿病患者而言，具有以下好處：

游泳是在陽光、空氣、冷水三者兼備的良好自然環境中進行的，糖尿病患者在游泳的同時，還可以進行陽光浴、空氣浴和冷水浴。

游泳是一種全身性的運動，因而它對疾病的治療也是一種綜合性、全身性的治療。

游泳能增強人體各器官、系統的功能，糖尿病患者由游泳可使已衰弱的器官、系統的功能得到恢復和增強，從而使疾病得到治療。

游泳既可陶冶情操，磨鍊意志，培養人與大自然搏鬥的拼搏精神；又能使患者建立起戰勝疾病的信心，克服對疾病畏懼、煩惱的消極心理，十分有利於健康的恢復和疾病的治療。

需要指出的是，游泳要長期堅持，一定要選擇飯後1小時左右進行，不可空腹及睡前游泳。游時以不覺吃力或感覺吃力尚能堅持，游後心率約為（170－年齡）次／分為宜；或稍覺疲勞，休息後即可恢復為度。一定要隨身攜帶糖尿病卡及糖塊、餅乾等，一旦發生低血糖馬上能採取補救措施。

為避免患者在游泳過程中出現低血糖，可在運動前後監測血糖，如血糖波動幅度較大，運動後血糖小於6毫摩爾／升（110毫克／分升），可於運動前進食20克碳水化合物。另外要想既達到運動效果又保證患者安全，需先行必要的醫學檢查，以避免心腦血管疾患，如冠心病、高血壓病等其他嚴重併發症的發生。糖尿病患者不可盲目參加游泳鍛鍊，以免加重病情或出現危險；最好在醫生的指導下確定游泳的強度、堅持時間和游泳的頻度。

散步讓你遠離糖尿病

適合糖尿病患者的有氧運動莫過於散步了，不過糖尿病患者要想達到理想的鍛鍊效果，一些走路的小技巧也不可忽視。

散步姿勢要正確

散步時，姿勢非常重要。如頭要正，目要平，軀幹自然伸直（沉肩、胸腰微挺、腹微收），這種姿勢有利於經絡暢通，氣血運行順暢，使人體活動處於良性狀態。

步行時，身體重心要前移，臂、腿配合要協調，步伐要有力、自然，步幅要適中，兩腳落地要有節奏感。

步行過程中，呼吸要自然，應儘量注意腹式呼吸的技巧。做到呼氣時稍用力，吸氣時要自然，呼吸節奏與步伐節奏要配合協調，這樣才能在步行較長距離時減少疲勞感。

步行時，要注意緊張與放鬆、用力與借力之間相互轉換的技巧，也就是說，可以用力走幾步，然後再借力順勢走幾步。這種轉換可大大提高步行的速度，而且感到輕鬆，節省體力。

步行時，與地面相接觸的一隻腳要有一個「抓地」動作（腳趾內收），這樣對腳和腿有促進微循環的作用。

掌握好散步速度

步行快慢要根據個人的具體情況而定。有研究發現，以每分鐘走80～85公尺的速度連續走30分鐘以上時，防病健身作用最明顯。

糖尿病患者的散步方法包括普通散步法、快速散步法、定量散步法（醫療步行）、擺臂散步法和摩腹散步法五種。

普通散步法 普通散步法是用慢速（60～70步／分）或中速（80～90步／分）散步，每次30～60分鐘，適用於一些糖尿病患者。

快速散步法

快速散步法是指每小時步行5000～7000公尺，每次鍛鍊30～60分鐘，適用於輕型和肥胖糖尿病患者。當你感到情緒低落，對什麼事情都提不起興趣時，不妨快走十幾分鐘，就能使心理恢復平衡。

定量散步法

定量散步法又稱醫療步行，是一種對步行距離、速度和坡度有一定要求的步行方法。

200～600公尺的平路，用每2分鐘走100公尺的速度進行，每走100～200公尺後休息2～3分鐘；

400～800公尺的平路，用每3～4分鐘走100公尺的速度進行，每走100～200公尺後休息3～5分鐘；

800～1500公尺的平路，用15～18分鐘走完，中間可休息1～3次，每次3～5分鐘；

步行兩段1000公尺的平路，每段用15～20分鐘走完，中間休息3～5分鐘；

2000公尺的路，其中要走一段斜坡，用25分鐘走完1000公尺，中間休息8～10分鐘。

以上5條不同距離的路線，一條比一條遠，從第一條開始練習，逐漸增加運動量。

一般每條路線最少練習1個月，自己覺得能夠適應時，才換下一條路線，時間可以靈活掌握。

擺臂散步法

擺臂散步法是散步時兩臂用力向前後擺動，可增進肩部和胸廓的活動，適用於糖尿病併發呼吸系統疾病的患者。

摩腹散步法

摩腹散步法是指一邊散步，一邊按摩腹部，這是中醫傳統的保健方法。孫思邈在《千金方》中就指出「少食飽行百步，常以手摩腹數百遍……則益人無百病。」現代醫學認為，輕鬆的散步及柔和的腹部按摩，能促進胃液的分泌，加強胃腸道的蠕動，有助於防治消化不良和胃腸道等慢性疾病，對治療糖尿病性便秘非常有利。

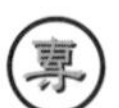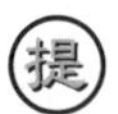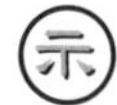

糖尿病患者散步時，一定要選好場地。盡可能地選擇空氣清新、環境幽靜的場所，如公園、操場、庭院等。

適合老年糖尿病患者的瑜伽

近年來，瑜伽風靡全球，它是集醫學、科學、哲學於一體的運動形式，對糖尿病也有治療作用。糖尿病患者可採取彎曲胰臟後面的脊背等瑜伽運動方式，達到平衡內分泌的效果。對於中老年糖尿病患者來說，可多做一些能刺激胰腺的體位運動，比如瑜伽中的「戰士一式、風吹樹式、三角式」等。

戰士一式

兩臂向前平伸和地面平行，右手在前，左手在後，手背向上，兩腳分開，距離約兩倍的肩寬，右腳轉向右側，左腳尖也略向內扣，右腿彎曲到小腿和地面垂直，右大腿基本和地面平行，左腿伸直，兩腳全腳掌踩地，腳跟不能離開地面。脊椎和地面垂直，頭頂心向正上方，保持5個呼吸的時間後左右交換。

風吹樹式

兩腳分開同肩寬，合掌吸氣向上，兩臂貼兩耳，呼氣時手臂和上身向左側到最大限度，不能前傾，和背部基本處於一個平面上，感覺右側腰部的拉伸，保持5個呼吸的時間後左右交換。

三角式

兩腳分開同兩倍的肩寬，左腳轉向左側，右腳尖也略向內扣，呼氣時左手向下到左腳外側撐地，右手向上，兩臂在一條直線上，目視上方，保持5個呼吸的時間後左右交換。

椅子式

合掌站立，雙腳併攏，呼氣時兩腿彎曲下蹲，腳尖踩地，腳跟離地，臀部坐在腳跟上，腰背挺直，保持平衡，目視前方，下巴內收，保持5個呼吸的時間後放鬆還原。

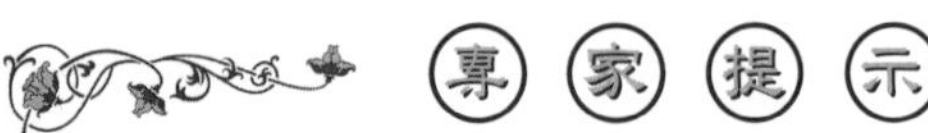

中老年糖尿病患者在進行瑜伽練習時，要注意做到輕、緩。如做一些從下往上或者動作幅度較大的練習時，要緩慢運動身體，以免起身過快而引發腦出血、心肌梗塞等急症發生。

第

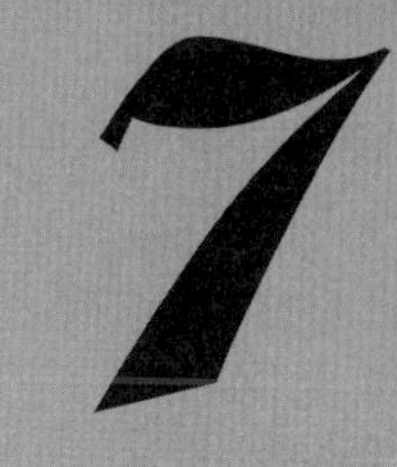

章

調整心態，讓糖尿病走遠

研究表明，糖尿病病情的好壞，患者的心理因素起到重要作用。因此，在糖尿病的治療中，不能忽視對患者心態的調整以及對患者情緒的控制。事實上，患了糖尿病並不意味著失去一切。只要心態平和、充滿自信、積極治療，就能像正常人一樣生活在陽光下。

健康測試

糖尿病患者，你的心理健康嗎？

在糖尿病的治療過程中，心理調適非常重要。如果糖尿病患者的心理不健康，沒有正確對待病情的態度，病情就無法得到良好的控制。怎樣才能知道自己的心理是否健康呢？

根據自己的實際情況，回答下面這些問題。符合自己的就回答「是」，不符合的就回答「不是」。

(1) 總認為自己做對的事情很少。

(2) 感覺自己被強迫、被欺負、被逼入絕境。

(3) 消化不良。

(4) 總是沒有胃口。

(5) 總是失眠。

(6) 頭暈眼花，心跳過速。

(7) 對自己總是感到失望。

(8) 總是有疲憊不堪、心力交瘁的感覺。

(9) 總是很煩躁，無力應對瑣碎的事情。

(10) 晚上也無法放鬆自己。

(11) 半夜或凌晨時分常常被驚醒。

(12) 難以做出決定。

(13) 心中總是充滿擔憂與恐懼。

(14) 對生活缺少熱情，即使得到自己想要的東西也無動於衷。

(15) 不願意嘗試新的改變。

測試結果：

如果以上15題中，你有一半以上的題目回答為「是」，那麼，你一定要提高警惕。因為你的身心已經有了困擾，如果不及時調整和放鬆的話，極有可能出現更大的問題。

糖尿病治療重在養心

眾所周知，一個人罹患疾病的時候，除了身體上的痛苦以外，還存在著心理上的折磨。由於到目前為止糖尿病尚無有效治癒的方法，還是一種終身性疾病，此外，如果血糖控制不力，還可能發生累及各個系統的多種併發症，因此糖尿病患者承受的精神痛苦更為深重。

大多數糖尿病患者想到疾病將伴隨終身時，心裏就會非常難過，常表現為精神抑鬱、心情不暢。此種心態自然會削弱機體的免疫功能，使機體抵抗力下降，不利於糖尿病的控制，甚至還會嚴重影響糖尿病的治療效果。

新發糖尿病患者以早期治療為好，已患病數年者也不要對生活失去信心。醫學在不斷地發展，患者不應該被所謂的「終身疾病」嚇倒。據專家介紹，糖尿病目前雖不能根治，但若能由普查，及早發現其糖代謝有異常，並加以干預治療，是可以得到控制的。

心理與生理是相互影響的，這種相互影響既可以負性循環，也可以正性循環。糖尿病是慢性內分泌代謝性疾病，從中醫的發病機制來看，情志創傷是其中重要一環，所以調和情志是糖尿病康復的重要內容。

心境、精神刺激、思想負擔等心理活動，可以影響人體生理功能，尤其對內分泌、新陳代謝的影響有時是很大的。良好的心境既有益於人體胰島素的正常分泌，又有利於調節腦細胞的興奮和血液循環，進而促進胰島素的分泌，對糖尿病的治療和康復起到良好的功效。

因此，糖尿病患者的心理治療忽視不得。

專家提示

如果糖尿病患者總是焦慮不堪、承擔著巨大的壓力，不妨向自己的主治醫生傾訴一下。醫生將會讓你瞭解更多的糖尿病知識，幫你樹立起戰勝疾病的信心。

糖尿病患者要樹立正確的疾病觀

「生老病死」是大自然萬事萬物的發展規律，人類亦如此。中醫認為「邪之所湊，其氣必虛」。尤其是老年人，機體功能減退，更易患上各種各樣的疾病，但患病後每個人的心態卻大不相同。那麼，患了糖尿病後應如何看待這種疾病呢?

面對現實，泰然處之

既然已確診為糖尿病，就應對它有個全面、正確的認識。有的人認為患了糖尿病就如同感冒發熱一樣，經過一段時間治療就會痊癒，因而抱著過分樂觀的態度；有的人則恰恰相反，過於悲觀消沉，認為糖尿病無法根治，因此自暴自棄，產生抑鬱、緊張、煩躁情緒。其實這些認識都是錯誤的。糖尿病是由多種因素誘發的，是以糖、蛋白質、脂肪代謝紊亂為特徵的全身性代謝性疾病，它需要定期監測、終身治療。非正規間斷性的治療是無益的，不積極治療更是有害的。其實只要嚴格按照醫囑進行正規治療，病情完全可以得到良好的控制，糖尿病患者也可以像正常人一樣生活並且長壽。

豁達開朗，積極治療

自行增減降糖藥物或長年維持一個藥量不變，以為就可以一勞永逸式的治療思想都是錯誤的。糖尿病患者需要定期監測有關指標，若病情有變化，則需要分析其產生的原因，進而從心理、飲食、運動、藥物等方面加以調整，以期達到最佳療效。有的患者覺得定期監測太麻煩，自己沒有什麼特別不適就不去醫院復查，其實這是因小失大的行為。因為有些併發症是在悄悄地發展著的，只有通過全面系統的檢查才能發現。經常定期監測有關指標，可以防微杜漸，防止或延緩併發症的發生、發展。

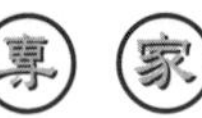
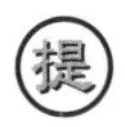
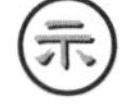

專家提示

糖尿病患者對待糖尿病要抱著科學的態度，既要瞭解它的危害性，重視糖尿病，又要懂得治療糖尿病的必要性、可行性，保持樂觀開朗的性格，從各個方面配合治療。

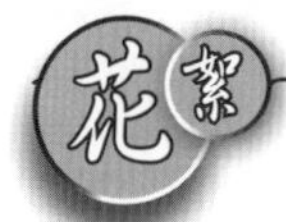

情緒變化對糖尿病患者的影響

情緒變化是人體感受外界刺激而產生的心理活動的外在情志反映，包括喜、怒、憂、思、悲、恐、驚七種，中醫稱為「七情」。在正常情況下，七情對人體健康影響不大，也不會引起什麼病變，但如果太過，則會成為致病的主要原因之一。中醫認為「怒傷肝」「喜傷心」「悲傷肺」「思傷脾」「恐傷腎」，說明七情太過，則易傷五臟而導致疾病的發生。目前，醫學上已從單純的生物學模式發展到「生物—心理—醫學」模式。研究發現，糖尿病的發病不僅與病毒感染、遺傳基因障礙、胰島素抵抗等因素有關，還與社會環境、心理因素有很大的關係。過度的憂思、悲憤、恐懼等不良精神的刺激，可以使患者體內某些升糖激素升高，從而誘發或加重糖尿病及其併發症，甚至導致某些急性併發症，如酮症酸中毒等的出現。

糖尿病患者的自我心理護理

在糖尿病的治療中，心理護理非常重要。那麼，糖尿病患者怎樣進行自我心理護理呢？

正確認識糖尿病

這是糖尿病患者克服心理障礙、發揮主觀能動性、戰勝疾病的關鍵。只有從本質上認識糖尿病，並有信心戰勝它，才能調動積極性來配合醫生的治療，取得良好的療效，像正常人一樣生活、工作和學習。

說糖尿病是終身性疾病，是因為目前的醫療技術水準尚不能根治，但不能根治的疾病有很多，比如常見的高血壓病也是一種，涉及人群也很多，通常也需要終身服藥來控制血壓。但和糖尿病一樣，只要進行正規治療，這些病都是可以控制的，這些患病者也完全可以像正常人一樣，享受美好的人生。在現實生活中，糖尿病控制得好的患者隨處可見，他們勝任自己的工作，為社會主義建設貢獻出他們的聰明才智，創造了人生的輝煌。許多的調查資料也證明，糖尿病控制得好的患者，基本上可享受正常的壽命。另外，只要控制得好，不發生嚴重併發症，就有機會迎接可以真正「根治」疾病時代的到來。

而長期的恐懼心理、精神抑鬱，會導致身體內分泌進一步紊亂，使有抗胰島素作用的激素分泌增多，加重糖尿病，血糖升高，甚至引發酮症酸中毒，所以消除精神緊張、保持樂觀的情緒，在糖尿病的治療中是很重要的。像打仗一樣在戰略上藐視它，在戰術中重視它，對糖尿病不懼怕；但在具體治療中要重視每個治療環節，逐步實施各項治療及監護計畫，克服畏難情緒，長期堅持治療，一定可以使糖尿病得到良好的控制。

創造和諧的工作與家庭環境

要克服動輒發火的暴躁情緒，養成大度、遇事冷靜的習慣，保持穩定的情緒，創造和諧的工作環境和家庭環境。工作中，要注意同事間的關係，和睦相處，創造一個工作上相互支援、生活上相互關心的工作環境；回家後要與家人相互理解，建立祥和的家庭氣氛。這樣的工作及生活環境有利於保持良好的心情，更有利於糖尿病的治療。

克服急躁畏難情緒，做好自我監測

糖尿病需要長期進行自我監測，以利於更好的治療。患者需要克服急躁、怕麻煩等畏難的心理障礙，因為這些心理障礙會影響病情的監測。家人要關心理解患者的心理，一旦患者出現不耐煩的情緒時，家人要及時幫助他們並協助做好監測；而患者也應理解親人的心情，不要傷親人的心，同時要克服心理障礙，共同爭取達到控制糖尿病的最佳狀態。

糾正對糖尿病的錯誤認識

初患糖尿病的患者常因對糖尿病缺乏認識，而存有不同程度的消極、疑懼、悲觀等情緒。為了減少這些情緒，患者可多向醫生、護士尋求幫助，主動瞭解自己的病情，掌握糖尿病知識，增加自我調節能力。自己也可多到戶外活動，呼吸新鮮空氣。

要知道，適當的運動能使心情舒暢，並有利於葡萄糖的利用，降低血糖。因此，患者要根據疾病的需要及某些活動的可行性及有益性，積極參加活動，勞逸結合，這樣才能有助於糖尿病的穩定。

不能忽視飲食　糖尿病患者的飲食護理至關重要，只有瞭解這一點，掌握自己的飲食規律，才能持久地控制好血糖。

樂觀地面對生活

不要以為自己患了糖尿病就到了世界末日。隨著科學技術的發展，更好的降糖藥物、糖尿病的治療方法可能也會被研發出來。只要保持樂觀的心態，一切皆有可能。

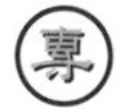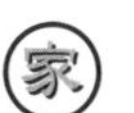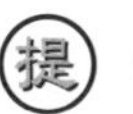示

如果覺得自己意志消沉，不妨出去旅遊一趟吧。在看風景的同時，也會讓自己的心情儘快恢復平和。

糖尿病患者的心理誤區

研究表明，糖尿病的發生、發展、預後均與精神因素密切相關。尤其是患病後，心理因素在糖尿病治療上扮演著或積極或消極的重要角色，患者和醫生都理應予以高度重視。糖尿病患者往往容易陷入下面這幾個心理誤區，而使疾病得不到有效治療。

誤區一：不夠重視

糖尿病早期患者一般都是症狀較輕甚至根本沒有症狀，有的還可能反常地「紅光滿面」，給別人一種「體格健壯」的假象。

有的患者誤認為血糖高對身體健康並無大礙，故對疾病不重視；甚至還有患者懷疑醫生診斷有誤，拒絕改變飲食習慣，拒絕積極主動地配合醫生服藥治療。

誤區二：恐懼、焦慮

由於糖尿病是一種難以徹底治癒的終身型疾病，而且隨著病情的發展還會出現種種併發症，加上因缺乏相關知識或認識的片面化，難免會導致一些患者產生焦慮、恐懼

的心理。他們恐懼自己被截肢而變成殘疾人，恐懼疾患帶來的難以想像的麻煩，更恐懼折壽和死亡。

其實，糖尿病並非不治之症，其病死率遠比許多疾病都低得多。絕大多數患者的病情都可得到有效控制，患者中的長壽者也比比皆是。

誤區三：悲觀、沮喪

糖尿病患者多是已進入老年的退休者。他們原本夢想著在辛苦一輩子後好好享受生活，但又患了這個病，因此往往悲觀、沮喪。

誤區四：抱怨、內疚

有的患者在認識到糖尿病與遺傳相關時，便抱怨父母乃至祖輩怎麼偏偏把病「傳」給了自己。

有的罹患有糖尿病的家長在得知子女也罹患上糖尿病後，便有了深深的內疚感。

誤區五：抗拒治療，和醫生對立

如果對患者的負面情緒聽之任之，時間一長便很可能發展至跟醫護人員和家人的情緒對立，甚至抗拒積極治療。此外還有一些患病時間較長，併發症多且嚴重，而治療效果又不明顯的患者，很可能對用藥或治療失去了信心，最後自暴自棄地對醫務人員採取不理睬、不信任、不配合的「三不」態度。

誤區六：掉以輕心

有些患者在經過一段時間治療後，血糖成功地下降至正常水準，就自認為病已治癒而自行停藥；並放鬆了對飲食的合理控制，也不注意勞逸結合，直到血糖又急劇上升、病情變本加厲時才後悔莫及。

需要注意的是，這樣的反反覆覆可能使得疾病更加難以治癒，甚至帶來致命危險！

誤區七：迷信藥物

對糖尿病患者來說，藥物治療當然是重要的，但過分依賴藥物甚至迷信藥物卻又是要不得的。

要知道，糖尿病的發生是在一定的遺傳和環境背景下，由不良的生活習慣、精神心理等多種因素所致的。因此，在服用藥物的同時，還應重視平衡飲食、控制體重、勞逸結合、調適心理、鍛鍊身體、戒菸限酒等非藥物療法，這樣療效才更為明顯。

誤區八：矯枉過正

有的患者為了能更快地降糖，便過量、過頻用藥，或過度節食、過度運動，最後造成低血糖，嚴重的還可能導致昏厥。

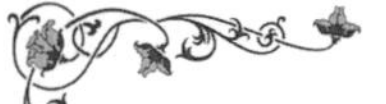
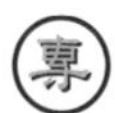

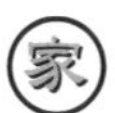

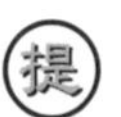

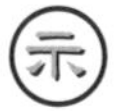

家有糖尿病患者，家人一定不要對患者施加壓力，要支援、鼓勵他們運用自我保健手段控制糖尿病，避免他們陷入心理誤區。

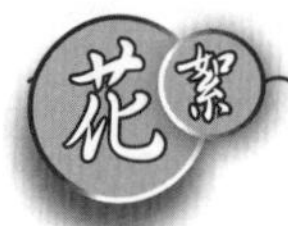

情緒對胰島素分泌的影響

人體內胰島素分泌的多少，除受有關內分泌激素和血糖等因素的調節外，還直接受植物神經功能的影響。有許多糖尿病患者在飲食、運動、服藥等方面做得很好，可血糖就是居高不下，這往往是情緒不穩造成的。

當人緊張、焦慮時，交感神經興奮，會直接抑制胰島素分泌；同時還會促使腎上腺素分泌增加，也間接地抑制了胰島素分泌。情緒因素對胰島素分泌的影響在中老年人身上更為明顯，當不良情緒反覆、持久作用於機體時，就可能誘發糖尿病，並使糖尿病反覆或加重。可見，要想控制好血糖，保持心態平和很重要。

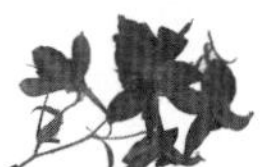

糖尿病患者自我心理調適方案

糖尿病的發生、發展與人體心理因素息息相關，有些不良情緒如壓抑、焦慮、精神緊張、悲觀等，都會直接或間接地引起血糖波動，因此要控制糖尿病，患者先要學會進行自我心理調適。

正視疾病

首先要明確到目前為止，國內外還沒有找到能徹底根治糖尿病的辦法；但是，糖尿病又是能被控制好的疾病。只要面對現實正視它，科學地對待它，血糖就會得到較好的控制，避免或延緩糖尿病併發症的發生與發展。

精神放鬆

很多糖尿病患者常問醫生自己的病情嚴重不嚴重，其實，不論病情輕重，只要科學地進行治療，血糖都能被控制好。就算病情輕，也不能聽之任之，不認真規範地進行治療，這樣就會導致血糖控制不穩，糖尿病的併發症也會越來越多、越來越重，最後甚至出現嚴重的、不可逆的後果。

摒除錯誤觀念

「能吃能喝不是病」是一種錯誤觀念，糖尿病就是吃出來、喝出來的嚴重危害健康的疾病。儘管剛患糖尿病，三、五年很少會致殘或危及生命，但是一定要明白：從血糖升高的第一天起，糖尿病的併發症就開始了；一旦出現臨床表現、功能障礙，治療就十分困難了。

生活有規律

糖尿病患者由於自身的胰島素分泌不足，不能適應生活中的各種變化，因而，血糖就會忽高忽低。如果把自己的生活起居、飲食、運動安排得非常有節奏、有規律，血糖就不會出現大幅度的變化。尤其是那些在患糖尿病以前生活規律性不強的人，在患病以後，應當把自己的生活安排好，建立新的生活規律，才能保證糖尿病的治療效果。

加強體育鍛鍊和自我管理

糖尿病患者要加強體育鍛鍊，既可提高機體的抵抗力，同時還可培養自己的自控能力。往往人們的行為被限制以後會出現逆反心理，這是完全可以理解的，比如平常未必想起吃水果，現在患了糖尿病要限制吃水果，反而特別想吃了。忌菸限酒、控制飲食是治療糖尿病重要的方面之一，因此不要存在「偶爾抽一支菸沒關係」「多吃一次沒關係」的僥倖心理，往往有第一次就能出現第二次、第三次，這對治療糖尿病是極其不利的。

情緒保持穩定

情緒波動也會導致血糖升高，因此情緒的自控非常重要，需要長期的磨鍊。只要時時刻刻有這種自控意識，一定會有收益。這就需要糖尿病患者做到：要避免家庭矛盾，不要生氣，要心胸開闊，大事多商量，小事不計較；工作上的事情要以奉獻為榮，不要過分看重名利、地位。

要知道，任何人在工作中或生活上都不會一帆風順，總會碰上不順心的事，尤其是在評職稱、漲工資、工作調動不順利時，更容易引起情緒波動；而情緒波動會引起血糖的波動，使糖尿病病情加重。如果把「身體健康」放在這些問題之上，把不順心的事置之度外，把「名利」淡然處之，就會把對健康不利的因素減小到最低，很好地控制住糖尿病。

克服麻痺思想

隨著患病時間的延長，很多糖尿病患者對疾病重視的程度會越來越淡漠，飲食控制越來越不嚴格，自我監測也越來越不認真，藥不按時吃，血糖也不查，甚至又像沒患糖尿病時一樣，一切順其自然、不管不顧，這樣只會導致血糖的波動或升高，加速糖尿病併發症的發生。

所以糖尿病患者必須要克服這些麻痺思想，保持對疾病的重視，由長期的醫療實踐，更多地學會觀察病情、瞭解病情，掌握治療疾病的知識和技能，把命運掌握在自己的手中，提高生活品質。

健康的人際交往

糖尿病患者要多與人交往，參加有益的活動，因為豐富多彩的生活會使人心情舒暢、精神愉快，解除對疾病的緊張與煩惱，非常有利於血糖的控制。

與更多的人交往，尤其是與其他糖尿病患者的交往，還可以讓糖尿病患者之間相互探討控制糖尿病的經驗、體會，相互鼓勵，相互幫助。

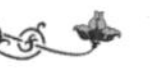
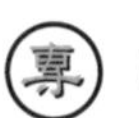
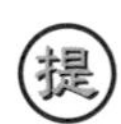
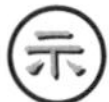

專家提示

許多糖尿病患者認為糖尿病既要控制飲食、加強運動、按時服藥，又要進行血糖、尿糖的監測等，非常麻煩。儘管麻煩，患者也一定要克服這種「麻煩」心理，不要把治療糖尿病的一些手段和方法看成「額外負擔」。

解開糖尿病患者的心理疙瘩

無論是誰，在與糖尿病相伴的日子裏，心裏是不是都有過這樣的心理疙瘩——否認疾病，或因疾病而心情煩躁，或從此背上沉重的心理包袱。如果是這樣，患者又該如何解開這些心理疙瘩呢？

解開第一個心理疙瘩——否認自己得病

許多患者在初次被診斷為糖尿病時，都會對自己說：

「不，我不會得糖尿病!」這是一種正常的反應。由否認壞消息，可以避免自己陷入壓抑之中；然後逐漸從否認中醒悟過來，按照可以應付的程度接受各類資訊，一點一點地進行適應和調整。但有一部分患者常常繼續否認自己的疾病，不控制飲食，不監測血糖，也不去治療。常因低血糖或高血糖頻繁發作而住院，直到出現心腦血管疾病、腎病、眼病等併發症時才醒悟，但為時已晚了。

因此，糖尿病患者應及早正視糖尿病，並對疾病負起責任。剛開始不要想一步到位，把血糖控制到極佳狀態，這往往不易實現。不要著急，一步一個臺階，只要自己有了控制血糖的這種意識，制訂一項長期計畫和一系列短期目標，然後開始去執行。比如第一週先從改變自己的飲食開始，然後開始行走鍛鍊，每天監測血糖等。當你邁出第一步後，就會發現，其實控制糖尿病很容易。

解開第二個心理疙瘩——發怒

許多糖尿病患者在患病一段時間後，常常變得焦慮不安或容易發怒，一聽到別人說「糖尿病」三個字或提到相關的內容，心裏就特別不舒服，總覺得是在說自己，實在控制不住就會向別人發一通無名火；有時因為注射胰島素或測血糖而錯過了某項活動時，也會感到很生氣。還有一些患者腦海裏總徘徊著一系列問題：「為什麼這種倒楣的事總落在我身上？」「別的朋友看到我注射胰島素時會說些什麼？」「我還能結婚生子嗎？」「我會不會因為糖尿病而截肢？」等。有時別人看來很正常的事情，在糖尿病患者看來就覺得彆扭，特別想發火，甚至發完火以後自己也不明白到底是為什麼。遇到這種情況時，你要認識到當人心情煩躁時都容易發怒，這並不只是糖尿病患者才有的問題；但長期無克制地發怒，不僅會使大多數人疏遠你，還會加重糖尿病病情。當你發覺有發怒徵兆時，應制止自己不要繼續下去。這時，你可以閉上眼睛默數10下，放慢講話的速度；同時放鬆呼吸，喝一點兒水，坐在椅子上，把雙手放在側面，做一下深呼吸。如果你仍因為別人談論糖尿病的事情而生氣，說明你還沒有完全正視糖尿病；此時，可以選擇走開，同時糾正自己的心態，使自己對糖尿病有一個正確的認識。另外，鍛鍊也是排解憤怒的好辦法。當你焦慮時可以跑步或輕快地行走，這樣不僅有助於穩定情緒，思考排解憤怒的方法，還能降低血糖。如果難以採取措施來克制發怒，那就找病友交流一下，適當的宣洩也可以消除心中的煩惱。

解開第三個心理疙瘩——思想壓力

糖尿病患者往往會有很大的思想壓力，覺得自己的病會給家人帶來沉重的負擔，其表現為疲倦、頭痛、精神緊張、胃部不適，甚至引起血糖急劇上升。如果經常感到壓力太大、難以克制或者無能為力，下面一些方法可以使你放鬆緊張的情緒。

做呼吸鍛鍊

取坐位或躺在床上，雙臂和雙腿不要交叉。儘量保持室內安靜，光線調暗一些。先深深吸一口氣，然後儘量把氣體全部呼出去。反覆做幾次，並在呼吸時放鬆各部位的肌肉。每次做5～20分鐘，每天至少做一次。

體育鍛鍊

參加每日的體力活動對緩解壓力很有好處。當你感到有壓力時，就做一些短距離的慢跑、走路或騎一會兒自行車。

放鬆療法

這種方法能由把注意力集中在各組肌肉上來達到放鬆的目的。

心理諮詢

如果壓力太大，而且找不出解決辦法，應去找心理醫生諮詢。

其他方法

看一段文章，背一首詩，聽一段相聲，會使你感到平靜，甚至開懷大笑。

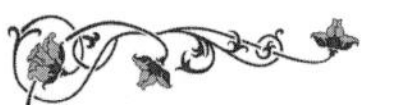
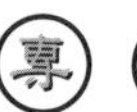
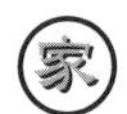
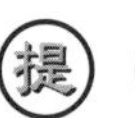
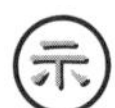

專家提示

糖尿病患者可以考慮做一些新鮮事，以煥發活力，擺脫壓力。中老年患者可以參加繪畫班、看看演出、參加運動隊或做些志願者工作。

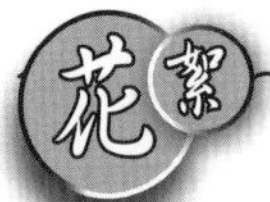

糖尿病患者的自我教育

被診斷為糖尿病後，患者會產生各種消極情緒也是很自然的。因此，專家指出，當患者被確診為糖尿病之後，第一件要做的事應是進行自我教育，去瞭解糖尿病是怎麼一回事。

很多人確診為糖尿病時，還處於早期階段。此時如果採取正確的干預措施，是有可能維持或延緩病情發展的。

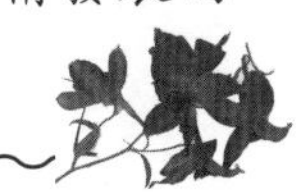

糖尿病患者常見的心理障礙

糖尿病患者常見的心理障礙有情感異常和性格異常兩類：

第一類：情感異常

◎憂思過度：有些患者不是積極想辦法治療，而是思慮重重、瞻前顧後，整日考慮治不好怎麼辦?出現併發症後怎麼辦？把自己陷入苦惱、煩悶和抑鬱之中，這對治療疾病很不利。

◎心煩不安：有些患者對糖尿病缺乏正確的認識，認為幾副中藥就能藥到病除；一旦病情沒有得到很好的控制或出現併發症，就煩躁不安、夜不能寐，這更不利於疾病的治療。

◎緊張恐懼：有些患者把糖尿病理解為不治之症，整天害怕要是患了心臟病怎麼辦？要是患了腎臟病怎麼辦？越想越害怕，越想越感到恐怖，這樣也會加重病情。

◎急躁易怒：有些人患了糖尿病後，易對周圍的事物和環境感到煩躁，遇人遇事易動肝火，總認為別人對自己照顧不周，這是一種病態心理，也不利於疾病的治療。

◎悲傷易泣：有些糖尿病患者，尤其是患各種併發症的患者，容易對前途喪失信心，對治療感到無望，甚至產生輕生的念頭。對這種患者一定要耐心勸導，只有排除了心理障礙，才能取得較好的療效。

第二類：性格異常

◎悲觀型：心胸煩悶，心悸失眠，易驚多夢，食欲減退，雙目呆滯無神，悲傷易哭，甚至不食不眠。

◎憤怒型：急躁易怒，失眠多夢，五心煩熱，咽乾口苦，胸悶脇痛，頭暈腦脹，每次會因生氣而使病情明顯加重。

◎憂思型：憂愁思慮，愁容滿面，胸悶氣短，善太息，失眠多夢，納食不香。

◎氣鬱型：情緒不寧，納食不香，對治好疾病信心不足，不能積極配合醫護人員的治療，一般不易控制病情。

專家提示

對糖尿病患者採取心理療法時，其具體做法是談心、解釋、說理、開導、講解。醫生應根據患者的心理活動特點和心理狀態，消除患者的各種消極思想，幫助他們建立良好的心理狀態，為治療疾病做好準備工作。

解除糖尿病患者精神緊張的方法

許多糖尿病患者在得知自己患上糖尿病後，心理壓力非常大，極易造成精神過分緊張，而這種緊張對糖尿病病情的控制有害無益。那麼，糖尿病患者該怎樣緩解精神緊張呢？

引起精神緊張的因素有很多，一般分內因和外因。內因多由患者自己引起，如有些患者認為自己患了不治之症，把糖尿病看得過於嚴重從而很緊張；有些人急於求成，導致病情沒能及時控制好或病情反覆，也會產生緊張情緒；有些人看到其他糖尿病患者出現視網膜病變而失明，或下肢血管病變而截肢時，就會聯想到自己，也會憂心惆悵、倍加緊張；有些老年人則因為家庭負擔過重而緊張等。外因方面主要是工作的壓力、人際關係的複雜、不被別人理解等造成的緊張心理。

針對以上情況，要分析產生精神緊張的原因，對症治療。因為不瞭解糖尿病而緊張的患者，可向他們講授糖尿病的一般常識，由講解宣傳而解除他們的精神緊張；因病情控制欠佳而緊張的患者，則告知他們精神緊張也是糖尿病血糖偏高的原因之一，並幫助他們分析病情反覆的其他原因，對症治療。

患者在緊張時可以這樣做

(1) 多瞭解一些糖尿病的基本知識。

(2) 把自己的緊張、煩惱向醫生、親人、朋友傾訴。

(3) 積極參加糖尿病病友的集體活動。

(4) 多和一些病程長、控制好、心態積極的病友交朋友。

(5) 多看一些勵志的書。

(6) 多找一些自己幸運的理由：比如親人的關懷，有這麼多好藥、好辦法……

(7) 給自己一些暗示：我的生命力強大，我一定能控制好自己的病。

患者家屬可以這樣做

(1) 安撫患者，穩定其情緒，要給患者鼓勵和安慰，讓其傾訴擔憂、煩惱，幫助他們戰勝疾病。

(2) 幫助患者建立生活規律，開展有益的體育活動，緩和精神緊張，並逐步樹立正確的人生觀。

(3) 帶患者投入積極健康的活動中去，如聽課、健身、旅遊等。

(4) 加強病情的觀察，當有口渴、尿頻、視力模糊、胃痛、噁心嘔吐時，應及時找醫生進行必要的檢查和化驗。

(5) 協助醫生和患者做好病情的監測，尤其要注意血糖、尿糖的變化，但也要注意尿中有無尿酮。要根據血糖的變化或醫囑，及時調整降糖藥的劑量，如發現尿酮呈陽性，應及時通知醫生。

要想控制好糖尿病，患者首先要對糖尿病有一個清醒的認識，不要使自己陷入焦躁、緊張的情緒之中。

花絮

精神緊張為什麼會使患者血糖升高？

精神緊張時，體內腎上腺素分泌增多，會使血糖迅速增高。精神緊張、悲觀憂愁等情緒波動，會干擾神經內分泌的功能，導致某些壓力激素（Stress hormone）的分泌增多，如腦垂體分泌的生長激素、腎上腺分泌的腎上腺素、胰島細胞分泌的胰高血糖素等，均是升血糖激素，可以使血糖升高。再者，處於緊張狀態時，人體血清胰島素含量會明顯減少，也會使血糖升高。

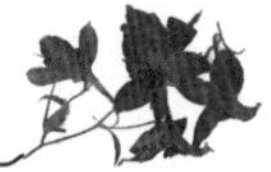

糖尿病患者避免情緒刺激的兩個措施

情緒刺激是誘發和加重糖尿病病情的重要因素之一，因此要儘量避免。糖尿病患者可採取下面這兩個措施來避免情緒刺激：

增強自我控制能力

自控能力的強弱與病情控制的好壞密切相關，為了增強自我控制能力，首先要給自己一個強烈的心理暗示和信念：我是一個有能力控制好自己病情和情緒的人。

現在如果控制力還不太好的話，相信由一段時間的學習、鍛鍊，會變得越來越好的！這時，也可以多看一些有關宗教、天文、地理、哲學的書，保持心胸開闊，就不容易為小事生氣、發怒；也可以進行一些有意識的控制力鍛鍊，當情緒被刺激時，告誡自己幾分鐘不說話，並試著放鬆呼吸。

生活中難免有些事情讓患者生氣，或有些情景讓患者情緒受到刺激。為了避免進一步影響病情，最好的辦法是患者先離開現場和環境，換一個開闊、美麗的環境；或投入一個有趣的活動中，如打球、看輕鬆搞笑電影等，讓不良情緒逐漸轉移、冷卻。

建立良好的人際關係

良好的人際關係會對患者的不良情緒起到非常好的緩解及釋放作用。人際關係好，患者就容易有良好的心態及情緒，這些人際關係應包括親屬、朋友、醫生。當遇到不良情緒刺激時，可主動向他們傾訴。

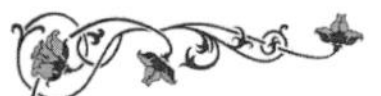
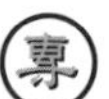
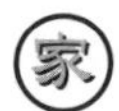
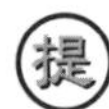

專家提示

糖尿病患者不能將自己的病情看得太重，只要注意飲食、運動、藥物三種療法合理結合，就一定能夠長壽。

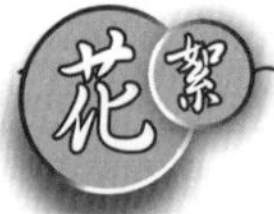

花絮

好的情緒能改善糖尿病病情

良好、穩定的情緒有益於降低血糖水準和維持血糖的穩定。人在心情舒暢和情緒穩定時，肝臟的正常生理功能會得到更好的發揮，並能有效地貯存糖原，這有助於胰島素的分泌和糖原的利用，從而使血糖下降或保持穩定，使病情得到改善。

第

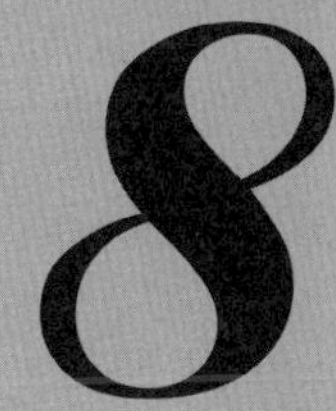

章

中醫調養，健康隨行

中醫治療糖尿病的歷史源遠流長，留下了許多有益的藥方及治療方法。中醫學將糖尿病稱為消渴病，其治療原則為宜滋補，慎用攻伐及寒涼藥物；且根據病程長短，因人施治，實行個體化治療，從而達到防治糖尿病及其併發症的目的。糖尿病患者不妨將中醫和西醫結合起來進行治療，能有效地緩解病痛，讓健康隨行。

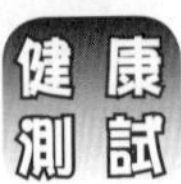

你瞭解中醫知識嗎？

中醫對糖尿病的治療作用越來越受到廣大患者的認可，同時，中醫療法也越來越多地運用在糖尿病及其併發症的治療上。既然中醫、中藥對糖尿病有這麼重大的治療意義，那麼，糖尿病患者就應多瞭解一些中醫、中藥方面的知識。

回答下面這幾個問題，看看自己究竟瞭解多少中醫知識。

(1) 中藥種類繁多，包括植物、動物、礦物化石以及化學加工品等，是嗎？

(2) 中藥材是純天然的嗎？

(3) 植物中藥包括植物的莖枝、花、葉、根和根莖以及全草，是嗎？

(4) 動物中藥包括動物的蟲體、甲殼、角、骨、內臟等，但都必須經由修治、炮製以後才能使用，是嗎？

(5) 中藥飲片是各種原藥材經過除去雜質以及洗、漂、浸潤、切成片狀、打碎、炒、炙、蒸等修治加工等工藝過程後的中藥成品，是嗎？

測試結果：

如果你的答案全部為「是」，那麼，恭喜你全對了，說明你非常瞭解中醫知識；如果你只答對了3道，說明你還應再多瞭解一些中醫知識；如果你答對了3道以下，說明你非常欠缺中醫知識，為了自己的健康，你應該多接觸、多瞭解一些中醫知識，彌補這方面的不足。

可治療糖尿病的中藥材

中藥主要取於天然藥材資源，種類繁多，既有植物，又有動物，還有礦物。僅我國典籍記載的就有3000種以上，其中對治療糖尿病最具療效的中藥材，列舉以下幾種：

山藥 健脾、補肺、固腎、益精。可治脾虛泄瀉、久痢、虛勞咳嗽、消渴、遺精、帶下、小便頻數，補脾養胃、生津益肺、補腎澀精。適用於脾虛食少、肺虛喘咳、腎虛遺精、虛熱消渴等糖尿病患者。

葛根 可治療傷寒、溫熱頭痛、煩熱消渴、高血壓病、心絞痛等症。

花粉 據《中華本草》記載：花粉功效眾多，含有豐富的遺傳物質。食用花粉可以快速消除疲勞，消除四肢酸痛，恢復體力，營養肌膚，美容養顏，對糖尿病、心腦血管疾病、腫瘤、前列腺炎有輔助治療的功效。

茯苓 可滲濕利水、益脾和胃、寧心安神。據《別錄》記載，其可止消渴、好睡、大腹、淋瀝、膈中痰水、水腫淋結、開胸腑、調臟氣、伐胃邪、長陰、益氣力、保神守中。可見，我國古代的醫生早已發現茯苓可治療糖尿病。

冬蟲夏草 據《藥性考》記載，冬蟲夏草可秘精益氣，專補命門；而《本草綱目拾遺》中也記載，其可治諸虛有損，宜老人。可見蟲草是滋補血氣的極品，可使血氣快速上升，非常適宜於糖尿病患者。

當然，對糖尿病有治療作用的中藥材還有很多，在此就不一一列舉了。

專家提示

每一味中藥都有自己獨特的性能。在喝中藥之前一定要詢問醫生，在醫生的指導下喝藥，不能擅自服用。

可治療糖尿病的常用中成藥

所謂中成藥是按一定中藥處方製成的一定劑型的、可以上市出售的藥品，如蜜丸、水丸、片劑、沖劑、粉劑、膏劑等。中成藥使用簡便，療效可靠，副作用小，便於糖尿病患者根據自己的症狀，對症選購使用，非常簡便。

下面就介紹幾種在糖尿病治療中經常使用的中成藥。

玉泉丸　此丸原是清代名醫治療糖尿病的藥方，後來在此基礎加味形成了現在市售的品種。原方有麥冬、人參、茯苓、黃芪、烏梅、甘草、天花粉、乾葛等藥材，現又加了生地、五味子等藥材。

玉泉丸的功效為益氣生津、清煩除熱、滋腎養陰，對2型糖尿病的輕、中度患者有較好療效。

一般服法為每日4次，每次5克。

六味地黃丸系列　六味地黃丸具有滋腎補陰的功效，可治療糖尿病併發肝腎陰虛症。地黃丸系列的一些品種都可以用於糖尿病的治療，但必須注意辨證用藥的原則。如金匱腎氣丸可用於腎陽虛型的患者，糖尿病併發有周圍神經病變者也可服用此成藥。明目地黃丸的功能為滋補肝腎、平肝明目，可治療糖尿病視網膜病變及白內障。其他如杞菊地黃丸、麥味地黃丸都可應用於相應證型的糖尿病患者。

一般服法是每日兩次，每次小蜜丸6克。

石斛夜光丸　主要成分為天門冬、人參、茯苓、麥冬、熟地、生地、菟絲子、菊花、草決明、杏仁、山藥、枸杞、牛膝、五味子、蒺藜、石斛、蓯蓉、川芎、炙甘草、枳殼、青葙子、防風、羚羊角、黃連等。石斛夜光丸具有滋補肝腎、養肝、平肝、明目的功效，對糖尿病視網膜病變和早期糖尿病性白內障有一定療效。

一般用法為每日兩次，每次4～6克。

消渴丸　一般情況下，中藥的服藥劑量不是十分嚴格，多服少服一些關係不大；但服用消渴丸一定要嚴格掌握劑量。因為消渴丸不是單純的中藥製劑，它不但含有黃芪、生地、花粉等中藥原料，每粒消渴丸中還含有0.25毫克的格列本脲。格列本脲是作用較強的口服降糖藥，一旦服用過量，必然會使患者出現低血糖反應。故用消渴丸進行治療的患者，一定要根據自己的血糖水準來確定劑量，不能錯誤地認為是中成藥就隨意地增加劑量。此外在服用消渴丸時，還嚴禁同時服用格列本脲，否則極易導致低血糖的發生。

金芪降糖片　主要成分有金銀花、黃芪、黃連等。具有清熱益氣的功能，主治氣虛燥熱消渴症，適用於口渴喜飲、易饑多食、氣短乏力的患者。

一般服法為每日3次，每次7～10片。

糖脈康顆粒　此中成藥具有益氣養陰、活血化瘀的功能，對2型糖尿病患者非常有效，對防治糖尿病併發症也有一定作用。

服法為每日兩次，每次6克。

參芪降糖片　主要成分有人參皂苷、五味子、山藥、生地、麥冬等。具有益氣養陰、健脾補腎的功效。

一般服法是每日3次，每次8片，實熱證患者禁用。

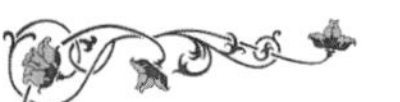
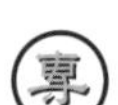
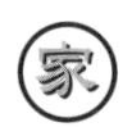
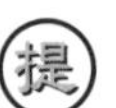
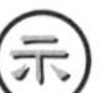

如果中成藥的外形失去固定形狀，如原為粉末狀或顆粒狀，現黏成一團或潮解成糊狀，或膠囊變得凹凸不平，手感潮濕黏手等，說明中成藥已經變質了，千萬不能再用。

可治療糖尿病的中藥單方

下面介紹幾種民間流傳的適合中老年2型糖尿病患者的中藥單方：

馬齒莧飲

【材料】乾馬齒莧100克。

【製作方法】用水煎，每天1劑，早晚分服。

【功效】本方對於未曾服用過治療糖尿病的西藥與剛發病不久的2型糖尿病患者的病情有一定療效。

僵蠶散

【材料】僵蠶適量。

【製作方法】將僵蠶研成細末，每次服用僵蠶末2克，每天服3次，飯前用白開水送服。2個月為1個療程，也可在間隔15天後，進行第2個療程的治療。

【功效】僵蠶具有祛風定驚、化痰散結的功能，糖尿病合併皮膚病患者可多飲用。

棕櫚子飲

【材料】經霜棕櫚子（以陳者為佳）30～60克。

【製作方法】用適量水煎，代茶飲，1個月為1個療程。需要指出的是：在服藥期間，患者應禁食魚腥類、肉類及甜膩類食物，並應節制性生活。

【功效】可治療糖尿病。

地骨皮飲

【材料】地骨皮50克。

【製作方法】將地骨皮放入1000毫升水中，用慢火煎至剩500毫升水時即可服用。每日服用，代茶飲，同時可服用維生素類藥物。

【功效】可治療糖尿病。

鮮檸檬茶

【材料】鮮檸檬30～50克。

【製作方法】將鮮檸檬絞汁或泡水，分3次服用，10～15天為1個療程，也可在間隔10～15天后，進行第2個療程的治療。

【功效】可治療糖尿病。

潺藁木飲

【材料】潺藁木（樟科植物，又名椿龜根）125克。

【製作方法】將潺藁木放入適量水中煎服，每日代茶飲。

【功效】可治療糖尿病。

荔枝核劑

【材料】荔枝核適量。

【製作方法】將適量荔枝核烘乾後研成細末。每次服用10克，每日服3次，3個月為1個療程。

【功效】可治療糖尿病。

仙鶴草飲

【材料】仙鶴草30～60克。

【製作方法】將仙鶴草用水煎，早晚分服，半個月為1個療程。

【功效】可治療糖尿病。

麥冬全草湯

【材料】鮮麥冬全草50克。

【製作方法】鮮麥冬全草洗淨、切碎、煎湯、代茶飲，3個月為1個療程。

【功效】可治療糖尿病。

花生根莖飲

【材料】新鮮（或曬乾）的花生地下根莖50～100克（或乾品25～50克）。

【製作方法】將花生地下根莖洗淨，用水煎，每日1劑，連續服用。

【功效】可治療糖尿病。

蠶繭殼治飲

【材料】已經出蛾的桑蠶繭殼7～10個（小兒減半）。

【製作方法】將桑蠶繭殼用水煎，早晚分服，半個月為1個療程。

【功效】可治療糖尿病。

胡桃飲

【材料】胡桃12枚。

【製作方法】將胡桃敲破，將其硬殼、分心木（即胡桃果隔）及胡桃肉一起放入750毫升水中，用小火煎60分鐘，使藥湯約剩300毫升。去除其中硬殼及分心木，將藥湯及果肉分為3等份，於飯前半小時服1份，每日服3次。

【功效】本方可補腎益脾、清熱生津、固精。

鮮竹節草飲

【材料】鮮竹節草200克。

【製作方法】鮮竹節草洗淨，加2000毫升水，煎服，每日1劑，分3次服用，半個月為1個療程。

【功效】可治療糖尿病。

山藥劑

【材料】山藥600克。

【製作方法】將山藥曬乾，研成細末，每日用水吞服10克藥末，每日服3次，20天為1個療程。

【功效】可治療糖尿病。

南瓜劑

【材料】鮮南瓜500克。

【製作方法】將鮮南瓜洗淨，煮熟，早晚各服一次，每日1劑，1個月為1個療程。

【功效】可治療糖尿病。

苦瓜飲

【材料】苦瓜250克。

【製作方法】將苦瓜洗淨，煮熟，早晚各服一次，每日1劑，1個月為1個療程。

【功效】可治療糖尿病。

上述單方均應根據不同患者來進行選擇，患者最好在醫生指導下使用。

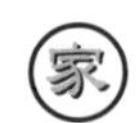

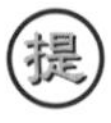

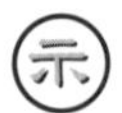

糖尿病患者在服用上述方劑的過程中，應隨時監測血糖；必要時可調整藥方，以免延誤病情。

可治療糖尿病的中藥驗方

下面收集了一些可供中老年糖尿病患者使用的中藥驗方，患者可根據自己的病情進行選擇，並請醫生開處方服用。

驗方一

【材料】生石膏30克，黃芩10克，地骨皮、生知母各15克，天門冬、麥門冬、天花粉、粳米各20克，生甘草8克。

【製作方法】將上述材料一起用水煎服，每日1劑。

【功效】對治療糖尿病燥熱傷肺證有一定的療效。

驗方二

【材料】生地、山藥各20克，五味子、麥門冬、葛根各10克，蛤粉、海浮石各12克，花粉15克，雞內金5克。

【製作方法】將上述材料洗淨，一起用水煎服。

【功效】可治療糖尿病腎陰虛陽亢證。

驗方三

【材料】紅豆30克，懷山藥40克，豬胰1具。

【製作方法】用水煎服，每日1劑。

【功效】對糖尿病有一定的治療作用。

驗方四

【材料】西瓜子50克，粳米30克。

【製作方法】先將西瓜子和水搗爛，水煎，去渣取汁，後放入米煮粥即可。

【功效】對治療糖尿病肺熱津傷證有一定的療效。

驗方五

【材料】西瓜皮、冬瓜皮各15克，天花粉12克。

【製作方法】用水煎服，每日2次，每次半杯。

【功效】對糖尿病口渴、尿濁症有一定的療效。

驗方六

【材料】生白茅根60～90克。

【製作方法】用水煎服，代茶飲，每日1劑，連服10日。

【功效】對治療糖尿病有一定幫助。

驗方七

【材料】山藥、天花粉等量。

【製作方法】用水煎服，每日30克。

【功效】對治療糖尿病有一定幫助。

驗方八

【材料】桑螵蛸60克。

【製作方法】將桑螵蛸研成粉末，用開水沖服，每次6克，每日3次。

【功效】如果糖尿病患者有尿多、口渴的症狀，可多飲用。

驗方九

【材料】葛粉、天花粉各30克，豬胰1具。

【製作方法】先將豬胰洗淨，切片，煎水，然後用葛粉、天花粉調勻。每日吞服1劑，分3次服用。

【功效】如果糖尿病患者有多飲、多食的症狀，可多服用。

驗方十

【材料】知母、麥冬、黨參各10克，生石膏30克（先煎），元參12克，生地18克。

【製作方法】將各種材料洗淨，一起放入水中煎服。

【功效】對糖尿病勢傷胃津證有一定的療效。

驗方十一

【材料】生地、枸杞子各12克，天冬、金櫻子、桑螵蛸、沙苑子各10克，山萸肉、芡實各15克，山藥30克。

【製作方法】將上述材料一起用水煎服。

【功效】可治療糖尿病腎陰虧虛證。

驗方十二

【材料】紅薯葉30克。

【製作方法】紅薯葉洗淨，用水煎服。

【功效】對治療糖尿病有一定的療效。

驗方十三

【材料】木香10克，當歸、川芎各15克，葛根、丹參、黃芪、益母草、山藥各30克，赤芍、蒼朮各12克。

【製作方法】將上述材料洗淨，晾乾，一起用水煎服。

【功效】可治療糖尿病血瘀證。

驗方十四

【材料】生黃芪、黃精、太子參、生地各9克，天花粉6克。

【製作方法】將上述材料一起研成末，每日3次，每次14克，用水沖服。

【功效】可治療糖尿病氣陰兩虛證。

驗方十五

【材料】黃精、丹參、生地、元參、麥冬、葛根、天花粉、黃實各適量。

【製作方法】將上述材料用水煎服，每日1劑。

【功效】對糖尿病腎病、肝腎氣陰兩虛挾瘀證有一定的療效。

驗方十六

【材料】蠶繭50克。

【製作方法】去掉蠶蛹，用水煎服，代茶飲，每日1劑。

【功效】糖尿病患者有口渴、多飲，尿糖持續不降等症時，可多飲此劑。

驗方十七

【材料】豬胰1具。

【製作方法】將豬胰洗淨，低溫乾燥為末，煉蜜為丸。每次用開水送服15克，經常服用。

【功效】對治療糖尿病有一定的效果。

驗方十八

【材料】天冬、麥冬、熟地、赤芍各15克，黃芩、大黃（後下）各10克，黃連6克，丹皮12克，元參30克，玉米鬚60克。

【製作方法】將上述材料用水煎服。

【功效】對治療糖尿病胃熱熾盛證非常有效。

驗方十九

【材料】山藥25克，黃連10克。

【製作方法】將山藥、黃連洗淨，一起用水煎服。

【功效】糖尿病患者出現口渴、尿多、善饑的症狀後可多飲用。

驗方二十

【材料】老宋茶10克。

【製作方法】開水沖泡，代茶飲。

【功效】可治療糖尿病。

驗方二十一

【材料】熟地、黃芪各15克，山萸肉、補骨脂、五味子各10克，元參、山藥、丹參各12克，蒼朮6克，肉桂3克。

【製作方法】將上述材料一起用水煎服。

【功效】可治療糖尿病陰陽兩虛證。

驗方二十二

【材料】白朮40～100克，枳殼15～20克，清半夏、三棱、莪朮、葛根各20～30克，沉香15克，炙車錢2～3克。

【製作方法】將上述材料一起用水煎服。兼氣虛者加黨參、生黃芪；肝鬱者加鬱金、茵陳；早衰者加女貞子、杞子、山萸肉。

【功效】對糖尿病的治療有一定的效果。

驗方二十三

【材料】新鮮豬胰1具，薏苡仁50克或黃芪100克。

【製作方法】豬胰用清水沖洗乾淨，切數片後，再與薏苡仁一塊放入碗內，加水淹沒。用鐵鍋隔水燉熟，加入適量食鹽調和後即可服用。

【功效】可治療糖尿病。

驗方二十四

【材料】鮮芹菜、青蘿蔔各500克，冬瓜1000克，綠豆120克，梨2個。

【製作方法】先將芹菜和冬瓜略加水煮，用白紗布包住取汁，同綠豆、梨、青蘿蔔共煮熟服用。

【功效】對糖尿病有一定的治療作用。

驗方二十五

【材料】蛇床子、蓮子鬚、山茱萸、白鮮皮各10克，益智仁、桑葚、炙黃芪、山藥、銀花藤各30克，白茯苓15克，五倍子、雞內金（研末沖服）各6克，三七粉3克（沖服）。

【製作方法】雞內金研末；其他材料（三七粉除外）

洗淨，一起用水煎，然後用煎汁沖服雞內金末和三七粉。

【功效】對糖尿病腎陰虧虛證的治療有一定的效果。

驗方二十六

【材料】黨參15克，丹參30克，元參、沙參各10克，玉竹12克，烏梅30個。

【製作方法】將上述材料一起用水煎服。渴甚者加天花粉，大便稀溏者加山楂。

【功效】可治療糖尿病。

驗方二十七

【材料】蒼朮、元參、生黃芪各30克，山藥、熟地、生地、黨參、麥冬、五味子、五倍子、生龍骨、茯苓各10克。

【製作方法】將上述材料用水煎服。

【功效】可治療糖尿病氣陰兩傷挾血瘀證。

驗方二十八

【材料】泥鰍10條，乾荷葉3張。

【製作方法】將泥鰍陰乾研末，與荷葉末混勻。每日3次，每次用水送服10克。

【功效】可治療糖尿病。

驗方二十九

【材料】苦瓜250克，蚌肉100克。

【製作方法】將活蚌用清水養2天，去淨泥味後取出其肉，與苦瓜共煮湯，經油、鹽調味，熟後吃苦瓜與蚌肉。

【功效】可治療糖尿病。

專家提示

糖尿病患者不管吃什麼藥，都應與飲食、運動結合在一起，這樣才能達到控制血糖的目的。

降糖中成藥的聯用知識

許多糖尿病患者特別是一些中老年患者都喜歡在口服降糖藥的同時，再加用一些降糖中成藥。他們認為降糖中成藥副作用小，具有調理作用，可以加強降糖效果。

的確，有不少糖尿病患者的口渴、多尿、多食、易饑、體倦乏力等症狀會因此明顯改善，但也有一些糖尿病患者在加用降糖中成藥後，卻出現了低血糖等不良反應，這說明中成藥與口服降糖藥的聯用不夠科學。

那麼，降糖中成藥應該與什麼藥聯用呢？

一般說來，作用機制相同的口服降糖藥和降糖中成藥不宜聯合使用。例如，磺脲類降糖藥D860和含有磺脲類降糖藥的消渴丸就不宜同時服用。但是，作用機制不同的降糖藥和降糖中成藥則可以聯合使用，這種聯用不僅可以增加療效，還具有降低副作用的功效。

例如，一個偏胖的中年糖尿病患者，在服用了雙胍類降糖藥二甲雙胍後，血糖控制不理想，此時就可以聯合使用降糖中成藥消渴丸；因為消渴丸中含有的格列本脲，與二甲雙胍的降糖作用機制完全不同，聯合應用可更好地控制血糖。

由於一些降糖中成藥成分複雜，患者在應用之前，理應弄清降糖中成藥的藥物組成。然而，目前市面上許多降糖中成藥並沒有寫明所含降糖西藥的成分，因此，服西藥降糖的糖尿病患者如果希望聯用降糖中成藥，最好在醫生指導下，根據不同情況，包括血糖水準、有無糖尿病併發症等，合理選擇降糖中成藥的種類和劑量。

專家提示

中老年糖尿病患者切忌自己隨意聯用口服降糖藥和降糖中成藥，以免降糖藥過量，出現低血糖症狀以及其他不良反應。

糖尿病的針灸療法

我國的中醫典籍中早就有針灸治療糖尿病的記錄，如《針灸甲乙經》中就載有「消渴身熱，面目黃，意舍主之；消渴嗜飲，承漿主之；消渴，腕骨主之……」在隨後出現的《醫學綱目》《針灸大成》《神應經》《普濟方》等醫籍中，也有關於針灸治療糖尿病的穴方記載。

針灸對糖尿病的益處

針灸可升高胰島素水準，增強胰島素β細胞受體功能，加強胰島素對糖原的合成代謝及氧化酵解和組織利用的功能，從而起到降低血糖的作用。

針灸後糖尿病患者T_3、T_4含量下降，這說明血液中甲狀腺素含量降低，從而減少了對糖代謝的影響，有利於降低血糖。

針灸可使糖尿病患者全血比黏度、血漿比黏度等血液流變異常指標下降，這可改善微循環障礙，防止血栓形成，減少糖尿病慢性併發症。

針灸能夠調整中樞神經系統，從而影響胰島素、甲狀腺素、腎上腺素等的分泌，有利於糖代謝紊亂的糾正。

針灸方法

針灸選穴：針灸治療糖尿病常用的選穴方法有以下幾種：

主穴為脾俞、膈俞、胰俞、足三里、三陰交；配穴為肺俞、胃俞、肝俞、中脘、關元、神門、然谷、陰陵泉等。針灸方法以緩慢捻轉，中度刺激平補平瀉法，每日或隔日一次，每次留針15～20分鐘，10次為一療程，每個療程間應相隔3～5日。

主穴為脾俞、膈俞、足三里。配穴：多飲煩渴加肺俞、意舍、承漿；多食易饑、便秘加胃俞、豐隆；多尿、腰疼、耳鳴加腎俞、關元、復溜；神倦乏力、少氣懶言、腹瀉加胃俞、三陰交、陰陵泉等。針灸方法以針刺得氣為指標。當患者對針灸有較強反應時，則留針15分鐘，出針前應重複運針一次再指壓。

上消：少府、心俞、太淵、肺俞、胰俞；中消：內庭、三陰交、脾俞、胰俞、胃俞；下消：太谿、太衝、肝俞、腎俞、胰俞。胰俞為治療上、中、下三消經驗穴。針灸方法為補瀉兼施，留針20～30分鐘，隔日1次，10次為一療程。

陽經選穴：膈俞、脾俞、足三里；陰經選穴：尺澤、地機、三陰交、中脘、氣海。針灸方法：兩經穴位配合使用，補瀉兼施，留針20～30分鐘，隔日1次，10次為一療程。

灸法選穴：灸法治療糖尿病常用穴位有承漿、意舍、關衝、然谷(《普濟方》)；水溝、承漿、金津、玉液、曲池、勞宮、太衝、行間、商丘、然谷、隱白（《神應經》）；承漿、太谿、支正、陽池、照海、腎俞、小腸俞、手足小指尖（《神灸經論》）。

針灸時應注意的問題

如果糖尿病患者出現下列情況之一，不宜進行針灸：

糖尿病急性代謝紊亂時，如糖尿病酮症酸中毒或糖尿病高滲性昏迷時不宜進行針灸；

糖尿病合併有皮膚感染、潰瘍者不宜進行針灸；

饑餓、疲勞、精神緊張時不宜馬上進行針灸；

糖尿病孕婦不宜進行針灸；

暈針者不宜進行針灸。

專家提示

唐代孫思邈指出：「凡消渴病經百日以上者，不得灸刺，灸刺則於瘡上漏膿水不歇，遂成癰疽。」這也是在告誡後人，針灸治療糖尿病時應嚴格掌握適應證及禁忌證。

糖尿病的拔罐療法

拔罐是我國中醫的傳統療法之一，既經濟又實用，深受人們喜愛。拔罐療法是以罐為工具，利用燃燒、蒸汽、抽氣等造成負壓，使罐吸附於施術部（穴）位，產生溫熱刺激，使局部發生充血或瘀血現象，從而達到治療目的的一種自然療法。拔罐療法可治療多種疾病，其中也包括糖尿病。

拔罐對糖尿病的治療作用

拔罐療法是由吸拔病變部位或特定經絡、穴位，將充斥於體表的病灶、經絡、穴位乃至深層組織器官內的風寒、痰濕、瘀血、熱毒、膿血等，經皮毛吸引出來。由於皮膚有直接呼吸和排泄作用，透過在皮膚上的吸拔，能將體內瘀血、濁毒排出體外，使邪出正復，經絡氣血得以舒暢。這種良性刺激可引起局部和全身反應，從而提高機體功能，充分發揮經氣作用，扶持正氣，調節陰陽平衡，加強祛除病邪之力，疏通經絡，宣通氣血，活血散瘀，消腫止痛，除濕逐寒，協調臟腑，促進病體康復。

現代醫學研究認為，拔罐療法具有機械刺激和溫熱效應等作用。治療時，罐內形成負壓，使局部毛細血管充血、擴張，甚至破裂。由於紅細胞破裂，出現自體溶血現象，使表皮紫黑，隨即產生一種類組胺物質，隨體液周流全身，刺激各個器官，增強各個器官功能活力，提高機體的抵抗力。同時，機械刺激可通過皮膚感受器和血管感受器的反射途徑，傳到中樞神經系統，調節中樞神經系統的興奮與抑制過程，使之趨於平衡，加強對身體各部分的調節和控制力，使患者皮膚相應的組織代謝旺盛，白細胞吞噬作用增強，促進機體恢復功能，使疾病逐漸痊癒。

拔罐治療糖尿病的方法

方法一

取穴：①膀胱經：三焦俞、腎俞；②任脈：石門；③經外奇穴：華佗、夾脊；④脾經：三陰交。

可採用留罐法：以上穴位於拔罐後各留罐10～20分鐘；也可採用排罐法：於腰椎兩旁行密排罐法並留罐；也可以用針罐法：先用毫針針灸上穴得氣後再行留罐。

方法二

選穴：肺俞、脾俞、三焦俞、腎俞、足三里、三陰交、太谿穴。

取上穴，採用單純火罐法吸拔穴位，留10分鐘，每日1次；或採用背部前穴走罐，先在肺俞至腎俞段塗抹潤滑劑，然後走罐至皮膚潮紅或皮膚出現瘀點為止，隔日1次。

專家提示

儘管中醫在糖尿病治療上有很豐富的治療經驗和方法，但是中醫藥只是治療疾病的一種方法，也有自身的侷限性。因此糖尿病患者不要過於盲目地迷信中醫、中藥，更不能在絕望的時候把中醫藥當成「最後的一根救命稻草」，心存不切實際的幻想。

糖尿病的藥浴療法

藥浴也是我國中醫獨有的治療方法，是一種選取一定功效的中草藥，經過加工製成中藥浴液，進行全身沐浴或局部浸浴的外治方法。

藥物薰洗可治療糖尿病，尤其對糖尿病周圍神經病變、糖尿病下肢血管病變的治療效果最佳，其作用機制為藥物經由皮膚的滲透直達病灶，改善局部血液循環及神經傳導，緩解上下肢麻木、疼痛、發涼等症狀。

由於治療的目的不同，藥浴可分為全身沐浴、頭面浴、目浴、手足浴、坐浴和局部浸浴等，具體應用時要根據具體病症、體質強弱、辨病或辨證的情況，來選取適合自己的藥浴方。

下面就介紹幾種藥浴方：

玉膚散

【材料】綠豆250克，滑石、白芷、白附子各6克。

【製作方法】將上藥共研為細末，每日取10克左右，加熱水100毫升，待溫度適宜後洗浴局部，每10天為1個療程，可以連續應用。

【功效】此方可潤膚榮肌、清熱祛風。適用於糖尿病肌膚瘙癢、皮膚溢脂、皮膚粗糙皸裂等症。

防風湯

【材料】防風、益母草、苦參各90克，白蒺藜150克，荊芥穗、蔓荊子、枳殼各60克。

【製作方法】將上藥搗碎過篩備用，每次取90克，加水3000毫升，煎煮20分鐘後，去渣，待藥液溫度適宜時浸洗患處或淋浴全身。

【功效】此方可清熱止癢、涼血祛風。對慢性瘙癢性皮膚病有較好的治療作用，因糖尿病引起的皮膚瘙癢、皮膚乾燥者均可使用本方。

沐浴方

【材料】穀精草、茵陳、石決明、桑枝、白菊花各36克，木瓜、桑葉、青皮各45克。

【製作方法】將上述藥打為粗渣，用紗布袋裝起來，加水3000毫升，煮沸10分鐘，待溫度適宜時沐浴。

【功效】此方可防治多種皮膚病，對由糖尿病引起的皮膚瘙癢、細菌性皮膚病等病症有明顯的抑菌解毒作用。

菊花祛風湯

【材料】桑葉、薄荷各30克，野菊花15克，梔子10克，獨活、天麻各6克。

【製作方法】將上述藥加水1000毫升，煮沸15分鐘，去渣取藥液，待溫度適宜時洗浴雙下肢，一般每日1次，每次洗浴20分鐘。

【功效】此方對糖尿病合併下肢皮膚感染有一定的作用。

紫草洗方

【材料】紫草30克，茜草、白芷、赤芍、蘇木、紅花、厚朴、絲瓜絡各15克。

【製作方法】將上述藥加水3000毫升，煮沸15～20分鐘，待溫度適宜時，洗浴全身或洗浴肢體。

【功效】此方可行氣活血、化瘀通絡。可治療氣滯血瘀引起的皮膚斑塊、色素沉著，神經病變引起的肢體麻木，末梢血液循環不好引起的四肢不溫等症。

另外，糖尿病患者在進行藥浴時，一定要注意下面這幾個問題：

(1) 洗浴前最好先喝一杯水，這樣不僅有利於新陳代謝，同時，還可避免在洗浴時脫水。

(2) 洗浴時要注意保暖，避免受寒、吹風；洗浴完畢後應立即擦乾皮膚，注意保暖、避風。

(3) 飯前、飯後30分鐘內不宜洗浴，也不宜空腹洗浴。

(4) 洗浴過程中，如果發現有藥物過敏現象，應立即停止洗浴。

專家提示

糖尿病患者進行藥浴最重要的一點是，要控制好水溫。由於患者可能伴有肢端神經病變，會出現感覺障礙和感覺異常，因此進行藥浴的前提是避免燙傷，水溫不要過高，必要時可以用溫度計測量溫度。

2型糖尿病的推拿按摩療法

推拿是我國傳統中醫中最為古老的治療手段之一，因其無需費用、簡便易行，早已成為深受百姓喜愛的防病治病、保健強身手段之一。推拿這種古老的療法對糖尿病也有一定的治療意義。

推拿按摩對糖尿病的治療作用

對中老年糖尿病患者來說，中醫推拿手法主要適用於2型糖尿病患者，對促進糖代謝、增加胰島素分泌、維持血糖正常，進而緩解或消除各種臨床症狀具有很好的幫助作用，是防止糖尿病進一步發展、阻止併發症發生的有力輔助措施之一。

推拿操作不受場地限制，人人可學，家人相互之間即可操作。用推拿手法防治糖尿病，主要從背部、四肢和腹部三方面入手。

背部推拿方法

◎主要經絡與腧穴：

背部推拿主要選擇膀胱經在背部的第一條線（與脊柱平行，左右各旁開1.5寸的兩條線）、阿是穴（即壓痛敏感點）、胰俞、肺俞、脾俞、胃俞、腎俞、膀胱俞等部位。

◎主要手法：

背部推拿主要選擇法、指揉法、點按法、推按法、推法、散法等。若患者對各種手法掌握不好，可以請推拿科醫生指導。普通的簡單揉按也有一定效果。

◎具體操作方法：

患者俯臥，完全放鬆。醫者首先在患者背部膀胱經走行線上尋找壓痛敏感點，如果能夠找到，就以此為俞，進行法、指揉法、點按法操作。操作者需耐心反覆尋找，治療3遍。如無壓痛敏感點，則主要施術於胰俞，並根據患者的不同證型，配合不同的腧穴。

一般而言，上消者多取肺俞，中消者多取脾俞、胃俞，下消者多取腎俞、膀胱俞。滾法、指揉法、點按法可交替使用，法以經絡溫熱為準，揉法以痛點柔軟為度，按法以能耐受為宜，並延時30秒左右。每穴3次。再以雙手的拇指放在膀胱經上，自上而下行推按法，反覆3遍。最後以背部掌揉法、直推法、分推法、散法等至背部肌肉完全放鬆結束。一般背部的推拿操作以15分鐘左右為宜。

四肢推拿方法

◎主要經絡與腧穴：

上肢主選手太陰肺經及手陽明大腸經，腧穴以臂、肘、曲池、內關、外關、列缺、合谷等為主；下肢主選足太陰脾經及足陽明胃經，腧穴以血海、梁丘、足三里、豐隆、三陰交、風市、陽陵泉、懸鐘等為主。

◎主要手法：

四肢推拿可以選擇拿法、揉法、推法、抖法等手法。

◎具體操作方法：

首先以拿法施於患者上、下肢肌肉豐厚處，第一遍自近心端拿至遠心端，第二、三遍則從遠心端拿至近心端。要求手法沉穩著實、環環相扣、不疾不徐。再以點按法分別施於臂、肘等上述各穴，每穴3次，得氣為度。最後以上下肢循經推法、抖法結束。四肢部分的操作以15分鐘左右為宜。

腹部推拿方法

◎主要經絡與腧穴：

腹部推拿以足陽明胃經和任脈為主，腧穴可選天樞、神闕、關元等。

◎主要手法：

腹部推拿手法選擇拿揉法、摩法、顫法。

◎具體操作方法：

醫者先以拿揉法施術於患者的足陽明胃經腹段，以天樞為中心，上至梁門，下至歸來，手法輕重以能忍受為度。如在腹部觸及結塊，則需重點在此處操作10分鐘。再施以5分鐘摩法，採用大小摩法同施，補瀉相合，以瀉為主，強調力透腹壁直達脊柱。最後掌顫神闕穴（或關元穴）10分鐘，要求振幅、頻率、力度始終如一，熱透腹背為佳。

以上手法可每日操作1次，可以每次餐後施術（餐後1小時）。只要持之以恆，對促進糖代謝、維持血糖穩定就會有明顯的幫助作用。

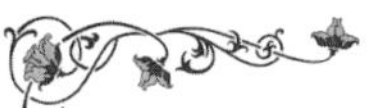
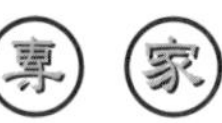
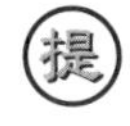
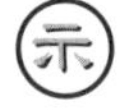

專家提示

推拿按摩只是一種輔助手段，千萬不能忽視飲食、藥物、運動療法。

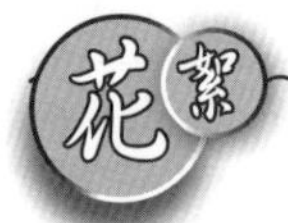

自我按摩降血糖

摩揉腹部 雙掌平伸並重疊，稍用力按壓於腹部，以肚臍為中心，順時針方向摩揉。每分鐘30圈，以有熱感為佳，每次操作5～10分鐘。

抱顫腹部 雙手交叉相疊，自然放在肚臍上，以每分鐘不低於150次的頻率上下顫抖腹部，操作5分鐘即可。

橫擦上腹部 手平伸，置於兩側乳房下緣，然後水平方向橫向擦動，至皮膚微微發熱。

按揉梁門、中脘 中脘穴位於胸骨下末端與肚臍連線的中點。中脘穴左右旁開各兩指處是左右梁門穴。用雙手食、中指按揉兩側梁門穴2分鐘，然後再用一手食、中指按揉中脘穴2分鐘。

毛巾橫擦背 赤裸上身，用一條乾毛巾從後背左右穿過腋下，雙手於腋前攥住毛巾兩頭橫擦後背，以將皮膚擦熱發紅為度。建議沐浴後進行此操作。

練習「燕飛」 趴在硬板床上，兩手交叉置於身後，然後抬頭挺胸，最好同時抬起雙腿，反覆做5～10個，每日2次。

叩擊雙臀及拿捏雙大腿 雙手握拳，輕輕敲擊雙臀，然後坐下拿捏雙大腿的肌肉。先捏大腿後部肌肉，然後拿捏外側肌肉，最後拿捏內側肌肉。以酸脹熱感為宜，共4分鐘即可。

中醫耳穴療法治療糖尿病

耳穴療法歷史悠久，是一種有效的中醫自然療法。這種療法操作簡便、易學易掌握，既經濟、無痛又有顯著療效，得到了許多人的擁護。

耳穴療法對糖尿病也有一定的療效，可作為正規糖尿病治療的「幫手」實施一下。

我國的傳統醫學認為耳穴是全身信息的反應點和控制點，與臟腑經絡息息相關。人體某一臟腑和某一部位發生病變時，可通過經絡反映到耳廓的相應部位上。所謂耳穴療法就是透過刺激耳部穴位或反應點，由經絡傳導，調整臟腑功能和人體內分泌系統，來達到防治疾病的目的。

進行耳穴療法時，要先瞭解耳穴的分佈規律。耳穴的分佈有自己獨特的規律，與頭、面部位相對應的耳穴多分佈在耳垂；與上肢相對應的耳穴多分佈在耳舟；與軀幹和下肢相對應的耳穴多分佈在對耳輪體部和對耳輪上、下腳；與內臟相對應的耳穴多集中在耳甲艇和耳甲腔。

進行耳穴療法時，首先要清潔耳廓，然後在耳部尋找刺激點（即疾病在耳部反應的壓痛點）。最常用、最簡便的耳穴壓痛點探查方法是，用針灸針的柄、火柴棒或指甲尖等，以均勻的壓力，在與疾病相應的耳廓部從周圍逐漸向中心探壓；或自上而下、自外而內對整個耳廓進行普查、尋找。當壓迫到疾病反應點時，疼痛會較劇烈，有時會出現走竄。這時，可再根據壓痛點（敏感點）所代表的臟腑學說及解剖生理的對應部位進行分析，如肺區出現壓痛，可能是肺病、大腸病、皮膚病的表現。探查手法必須輕、慢、均勻。

少數患者一時測不到壓痛點，可用手指按摩一下該區域，然後再測；或者在對側耳廓反應區探查，如仍無壓痛點，可休息片刻再測，如反覆探查無明顯壓痛，一般可按對症選穴法進行選穴治療。

糖尿病是一種內分泌代謝性疾病，由刺激耳穴，可以有良好的療效。具體的操作方法為：

取穴

主穴：胰膽、內分泌、屏尖、緣中；配穴：肺、肝、脾、胃、神門、腎上腺。

主穴每次取3～4穴，配穴取1～2穴。將王不留行子1粒，置於0.7公分×0.7公分的小方膠布上。在選定耳穴上尋到敏感點後，即貼敷其上，用食、拇指捻壓至酸沉麻木或疼痛為得氣，此後每日自行按壓3次，以有上述感覺為宜。每次貼一側耳，兩耳交替。每週貼敷2次，10次為1個療程，每一療程可間隔5～7天。

需要指出的是，進行耳穴療法治療糖尿病時，一定要持之以恆，不能半途而廢。

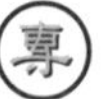
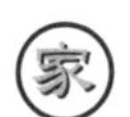
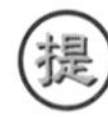

耳穴療法主要針對2型糖尿病患者，它只是糖尿病治療的一種輔助手段，不能完全依賴。

大展好書　好書大展

品嘗好書　冠群可期

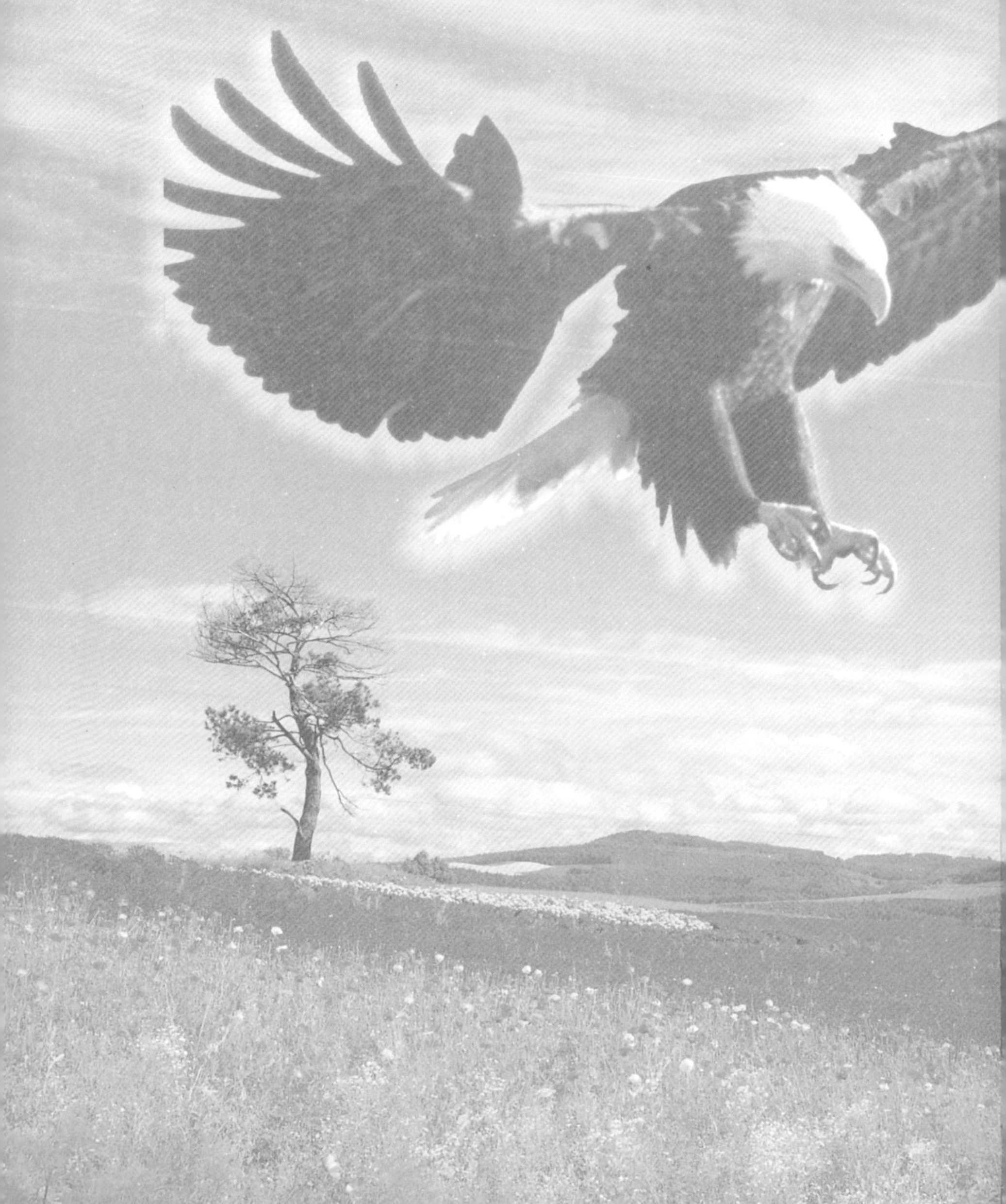